황경진 박사의

임신과 출산
그 소중한 사랑을 위하여

오 렌 지 북 스 ⑱

황경진 박사의

임신과 출산
그 소중한 사랑을 위하여

산부인과 전문의 의학박사 황경진 지음

건강다이제스트 社

저자/황 경 진 (黃京珍)

산부인과 전문의 의학박사
한양대학교 의과대학 외래 부교수
인제대학교 의과대학 외래 교수
미국 불임학회 정회원
미국 내시경학회 정회원
현재 일산 그레이스 여성병원장

홈페이지 : www.grace-hospital.com

황경진 박사의

임신과 출산
그 소중한 사랑을 위하여

저자 / 황 경 진
1판 1쇄 인쇄 / 2002년 1월 27일
1판 1쇄 발행 / 2002년 1월 30일

발행처 / 건강다이제스트사
발행인 / 김 용 익

출판등록 / 1996. 9. 9
등록번호 / 03 – 935호

서울특별시 용산구 효창동 5-3호 대신 B / D (우편번호 140 –120)
전화 / 702 – 6333 팩시밀리 / 702 – 6334

값 10,000 원
ISBN 89 – 7587 – 028 – 6 03510

이 책을,
언제나 사랑의 성(城)으로 지켜 주시는
부모님, 아이들, 그리고 남편에게 바칩니다.

당신은 나를 무한케 하셨으니
그것은 당신의 기쁨입니다.
이 연약한 그릇을 비우고 또 비우시며
끊임없이 싱싱한 생명으로 채우십니다.

Thou hast made me endless, such is thy pleasure.
This frail vessle thou emptiest again and again,
and fillest it ever with fresh life

- 타고르 기탄잘리 中 -

팔순축하 미사때 김 수환 추기경은 시편 51장에 나오는 기도문으로 자신
의 말을 대신 하였습니다.

"주여, 저를 불쌍히 여기소서. " 지극히 간결하고 겸허한 기도문입니다.
언제 외워도 평화스러운 마음을 느끼게 해 주는 제가 가장 좋아하는 기도문
이기도 합니다.

의사가 천직(天職)이라는 말은 생명의 근원을 '하늘'로 여기는 데서 비롯
되었을 거라는 생각입니다. 동의보감을 만들어낸 허준의 정성이 그토록 지
극했던 것도 역시 하늘에 대한 것이었기 때문에 가능했을 것입니다.

게으른 제가 가끔씩이라도 묵상의 기도를 드릴 수 있는 것은 그래도 생명
을 다루는 의사이기 때문에 가능 할 때가 많습니다. 하여, 부족함이 많은 저
는 감히 의사임에 그저 감사로울 뿐입니다.

제가 산모들에게 자주 하는 말이 있습니다.

"지금 당신의 모습은 가장 아름답다. 마음껏 음미하고, 사색하고, 감사드
려라."

산과 의사라는 직(職)을 가진 사람으로서 그 아름다움을 위해 해 줄 수 있는 일이 없을까하는 생각이 모여 마침내 이 작은 책이 만들어 졌습니다.

귀한 분들의 도움이 많았습니다. 아낌 없는 사랑으로 격려 해 주시며 추천서를 써 주신 김두상 교수님, 많은 자료를 주신 김 복린, 박 문일 교수님 그리고 자기 책인 양 정성을 들여준 류광숙부장과 은영씨. 아무쪼록 이 작은 책이 여러분들의 소중한 사랑 '임신과출산'에 대해 작은 도움이 된다면 더 이상의 보람이 없겠습니다.

2002년 희망의 새해를 맞이 하면서
일산 그레이스 병원
의학박사 황 경진

황 경진 박사가 또 책을 발간 했다는 말을 듣고 참으로 놀랐습니다. 바쁜 임상 현장에서 항상 환자와 씨름 중이면서 , 대학 교수들도 하기 힘든 출간 작업을 또다시 해 냈기 때문입니다.

저자는 오랜 세월 지역사회의 의료 발전을 위해 특별한 열정으로 살아가고 있는 내가 가장 아끼는 후배이자 제자 중 한 사람입니다.

최근 출산과 관련하여 많은 사람들의 의식이 바뀌어 가고 있지만 아직도 우리나라에서는 분만을 , 의료행위 나 '의학'으로 보는 경향이 많습니다. 그러나 이 책에서는 제목에서도 알 수 있듯이 , 저자는 임신과 출산을 사랑이 가득한' 가족들의 축제'로 보고 있습니다. 적어도 정상 여성에서는 출산을 의학이 아니고 문화라는 개념이지요. 이 책을 들추어 보면 진정으로 산모와 아가에 대한 따뜻한 사랑이 페이지 마다 여성다운 섬세함으로 배어 있는 것을 느낍니다.

  앞으로도 저자가 풍부한 임상 경험을 바탕으로 계속 좋은 책들을 발간하길 바라며 아울러 저자의 귀중한 경험들이 담겨 있는 이 책을 임산부들은 물론 그 가족들에게 추천하는 바입니다. 부디 이 책이 우리나라 임산부들과 아기들의 행복과 건강 나아가서는 출산 문화 개선에 커다란 기여 있기를 기대합니다.

2002년 임오년 새해
대한 산부인과 학회 명예회장
전(前) 한양대학교 산부인과 교수
의학박사 **김 두상**

제 5 장   태교

제 6 장   SEX

제 7 장　　고위험 임신

제 8 장   쌍둥이

제 9 장   출산방법

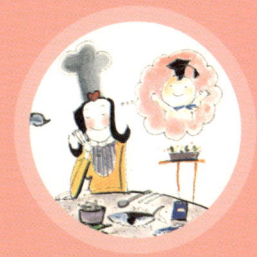

제 **1** 장 임신 전 주의사항

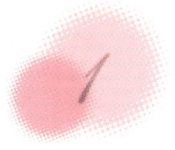

'건강한 아기를 위해서는
임신 12개월(Pregnancy 12Months)'이어야
한다는 말이 있습니다.
무슨 뜻일까요?

　엄마 뱃속에서 아기가 자라는 기간은 280일 즉 9개월밖에 안 되는데 어떻게 이런 말이 가능할까요?

　이것은 임신하기 전 3개월을 더해서 나온 계산입니다. 다시 말해서 임신하기 전 3개월의 기간이 임신 기간 못지 않게 건강한 임신과 출산을 위해 중요하다는 것을 말해 주는 것입니다.　물론 신체적인 건강은 말할 것도 없고 임신을 준비하는 태교 적인 의미가 들어가겠습니다.

　서양에서는 나이를 셀 때 생후 얼마나 되었느냐에 만 기준을 두고 세지만 우리 나라에서는 태중의 280일을 염두에 두고 막 태어나면 벌써 1살로 계산합니다.

　'임신 12개월'이란 말도 이와 똑같은 맥락의 이야기가 되겠고 훨씬 과학적이면서도 깊은 의미가 담겨진 것으로 볼 수 있습니다.

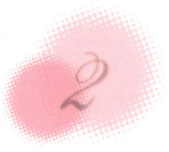

그렇다면 임신하기 전에
어떤 준비를 하는 것이 좋을까요?

최소한 임신 3개월 전부터 다음과 같이 몸과 마음의 준비를 하는 것이 좋습니다.

1. 규칙적인 운동을 하여 체력을 단련합니다.

2. 복용하고 있는 약이 있으면 담당 선생님과 미리 상의하여 끊을 수 있으면 미리 중단하는 것이 좋습니다. 그러나 임신과 관계없고 끊어서는 안 될 약이라면 계속 복용해야 겠지요.

3. 만약 체중이 많이 나간다면 몸무게를 적당하게 미리 조정해 둡니다. 임신을 하게 되면 몸무게는 계속 불어납니다. 비만증은 임신 중 여러 가지 합병증을 일으키는 중요한 원인 중 하나가 되겠습니다.

4. 만약 건강상 문제가 있어서 특수한 엑스레이 검사나 기타 특수한 검사가 필요하다면 가능하면 임신 전에 끝내는 것이 좋습니다.

5. 술 담배, 기타 습관적으로 사용하고 있는 약품은 미리 끊어야 합니다.

6. 엽산 영양제를 약 3개월 전부터 복용해 두면 기형아를 방지하는데

도움을 줍니다.

7. 산전에 몇 가지 필요한 건강 체크를 해 둡니다.

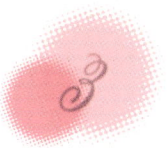

임신 전 여성은 어떤 건강 체크를 해 보는 것이 좋을까요?
다음과 같은 검사를 미리 해 보면 좋습니다.

1. 자궁암 검사

2. 초음파

3. 빈혈 검사

4. 혈액형(ASO 형과 RH 형 모두 보는 것이
   좋습니다.)

5. 풍진 검사 : 풍진은 임신 중에 감염되면
   기형아를 출산할 확률이 많아지므로
   만약 면역이 안 되었다면 미리 예방
   접종을 하고 3개월 정도 후에
   임신하는것이 좋습니다.

6. 소변 검사

7. 성병 검사

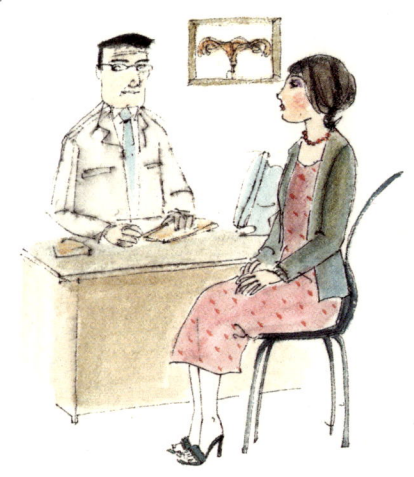

8. 폐 엑스레이 사진

9. 심전도

10. 간기능 검사

11. 신장 기능 검사

12. 유방암 검사 :

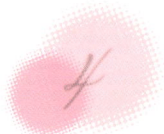

그러면 건강한 임신과 출산을 위해 여성들은
임신전 3개월 부터만
건강관리를 주의하면 될까요?

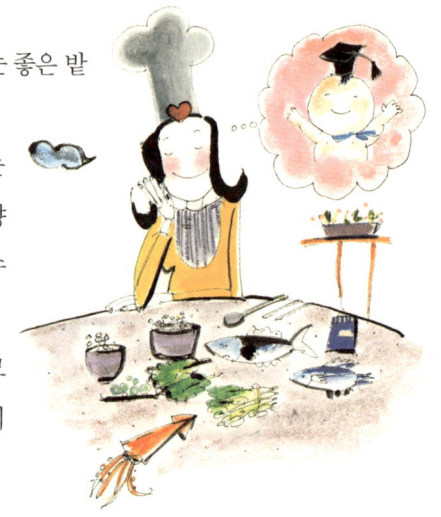

훌륭한 생명체를 가꾸기 위해서는 좋은 밭
(田)이란 너무나 필수적입니다.

건강한 임신과 출산을 위해서는
장차 엄마가 될 여성의 건강과 영양
상태는 바로 이 밭(田)에 비유할 수
있습니다.

산모의 건강상태가 빈약할 때 모
든 합병증은 시작되고 병약한 아기

가 태어나기 때문입니다. 그런데 한 개인의 영양상태는 하루아침에 형성되는 것이 아니고 이미 임신하기 전부터 식습관이나 건강상태와 밀접한 관계가 있습니다.

따라서 건강한 임신과 출산을 위한다면 임신 된 3개월 부터는부터는 물론이지만 그보다 훨씬 이전인 미혼시절과 청소년 시절부터 균형 잡힌 식사, 규칙적인 생활, 적당한 운동 등으로 체력을 다져두면서 좋은 건강 상태를 만들어 두어야 합니다.

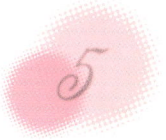

직장 생활을 하다가 결혼이 늦어져 현재 36세입니다.
이렇게 나이가 많은 경우 임신과 출산에 있어
어떤 점을 염두에 두어야 할까요?

갈수록 여성들의 사회참여가 늘어가기 때문에 결혼이 늦어지고 산모들의 임신연령이 늦어지는 추세입니다. 그러나 산모가 나이가 들어갈수록 임신과 출산에 있어 여러 가지 복잡한 문제점이 많아지므로 각별한 주의와 관심이 더 필요하게 됩니다.

첫째, 여성이 나이가 든 경우엔 난자가 그만큼 노화되어 버리므로 임신 능력이 훨씬 감소되어 버립니다. 따라서 아기를 원하는 부부라면 피임은 하지 말고 가능하면 결혼 즉시 임신 시도를 하는 것이 좋고 임신하는데 필요한 검사도 미리 받아 보는 것이 좋습니다.

둘째, 기형아 출산 가능성이 훨씬 높아지기 때문에 임신중 아기의 염색체 검사를 위한 유전학 검사가 필요합니다.

셋째, 자연 유산의 가능성이 더 많으므로 주의를 요하고

넷째, 난산의 가능성이 많아 제왕절개분만이 더 많아지며

다섯째, 임신중 당뇨나 고혈압 같은 성인병을 동반할 가능성이 더 많습니다.

이와 같은 이유로 인해 고령의 임신부는 젊은 연령의 산모보다 훨씬 세심한 산전관리와 상담이 필요하게 되었습니다.

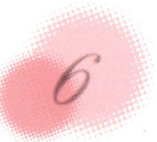

남편의 나이가 많은데 임신은 잘 될까요?
또한 이 경우에도 나이가 많은 여성처럼 기형아 출생에
대한 주의가 필요할까요?

여성이 35세 이상이 되면 벌써 임신 능력이 현저히 저하되어 버리는 데 비해 남성의 임신 능력은 나이가 상당히 들어서까지 비교적 유지됩니다 (1935년의 한 연구 논문에 의하면 북캐롤리나에서 94세 할아버지의 임신

보고도 있습니다).

나이가 들어 정자수가 상당히 줄어들어도 남성의 임신 능력은 현저히 줄어들지 않기 때문입니다. 그러므로 불임 가능성에 대한 염려는 여성보다는 훨씬 적은 편이지요.

그러나 기형아 출생의 문제는 여성의 나이가 35세 이상이면 많아진다고 보는데 남성은 대략 40세 이상으로 보고 있습니다.

특히 남편의 나이가 55세 이상이면 다운 증후군 같은 염색체 이상이 젊은 남성에 비해 두 배 이상 증가합니다.

이것은 생식세포 분화시의 문제 때문으로 보고 있습니다.

따라서 남편의 나이가 많은 경우에도 임신 중 유전학적인 검사를 해 보는 것이 좋습니다.

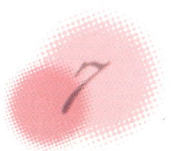

산전 검사 시 혈액형 검사는 어떻게
검사하는 것이 좋습니까?

사람의 혈액형은 각자 자신의 적혈구 표면에 어떤 특수한 단백질 항원(응집원)을 가지고 있느냐에 따라 정해집니다.

크게 두 가지 방식으로 분류하는데, 첫째는 ABO형 방식이고 둘째는

RH형 방식입니다. ABO형 방식에 따라 A형,B형 ,AB형 ,O형으로 나뉘고 RH형 방식에 따라 RH양성 혹은 RH 음성이 됩니다. 따라서 혈액형은 A형 혹은 B형이면서 동시에 RH 양성 혹은 RH음성으로 표시됩니다. .

그런데, 산모들 중엔 ABO형만 알고 있으면 자신의 혈액형을 알고 있다고 생각하고 혈액형 검사를 안 해도 되는 줄 알고 있는 경우가 종종 있습니다. 그러나 임신중에는 ABO형에 의한 문제보다는 RH 형에 따른 문제가 많이 생깁니다. 따라서 산모들은 혈액형 검사를 할 때는 ABO 형 방식과 RH 형 방식의 두 가지를 동시에 해야 합니다.

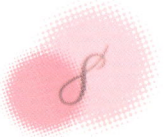

만약 산모의 혈액형이 RH 음성이라면 임신 중 어떤 주의를 해야 합니까?

다행히 우리나라 사람 같은 아시아인과 중국인, 그리고 아메리카 인디언들은 99%가 RH 양성입니다. 이에 비하면 아메리카 백인의 경우 13%가 RH 음성으로 상당히 인종별로 차이가 많습니다.

가끔 TV에서 응급으로 RH 음성혈액을 급히 구한다는 보도가 나올 때가 있는데 우리나라에서는 그만큼 RH 음성 혈액이 귀한 때문이고 이 경우 상당한 수에서 미군들의 도움을 받는 경우가 많습니다.

RH 음성인 사람이 RH 양성인 혈액을 맞아 버리면 RH 양성인 적혈구에 대한 항체로 인해 RH 양성인 적혈구가 파괴 되는 용혈 현상이 일어나 심한 빈혈과 더 심하면 사망까지 이르게 됩니다.

이와 똑같은 기전으로 RH 음성인 엄마가 RH 양성인 아기를 임신했을 때 엄마의 혈액 속 항체로 인해 아기의 혈액 파괴가 일어나게 됩니다. 이렇게 되면 태아는 심한 적혈구 파괴로 인해 빈혈과 부종을 나타내고 역시 사망에까지 이르는 심각한 합병증을 나타냅니다.

따라서 RH 음성인 여성이 RH 양성인 남성과 결혼하여 임신 한 경우엔 이러한 사고를 예방하기 위한 특별한 예방접종 관리가 필요합니다.

그러나 RH 음성인 여성과 RH 음성인 남성이 결혼했다면 아예 이러한 걱정은 할 필요가 없겠지요. 왜냐면 이 경우엔 아기 역시 RH음성이기 때문에 아무런 문제를 일으키지 않기 때문입니다.

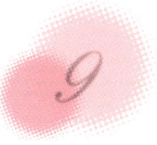

그렇다면 RH 음성인 여성이 RH 양성인 아기를 임신했을 때 임신 중 어떤 특별한 예방접종 관리가 필요할까요?

RH 항체로 인한 태아 사망은 다행히 면역 글로부린 예방주사로 인해 요사이는 현저히 줄었습니다. 그러나 아직도 이러한 면역 주사에 대해 전혀 모르고 불행을 당하는 일이 종종 있습니다. 산전 관리가 전혀 안된 경우이지요.

임신 횟수가 늘어날수록 즉, 첫째 아기 임신 때보다도 둘째 셋째 아기를 임신한 경우 산모의 혈액 속에 RH 항체가 증가하여 아기에게 문제가 될 가능성이 높아집니다.

따라서 임신부는 임신 28~32 주 때 면역 글로부린 주사를 한 대 맞고 또 아기를 낳고 나서 72시간 내에 한 대 더 추가로 맞아야 현재의 아기도 안전하고 또 다음 임신 때도 지장이 없습니다.

또한 양수검사 후나 자연 유산 혹은 자궁외 임신 후에도 그때 그때마다 꼭 접종을 해주어야 합니다.

만약 풍진 검사 결과 면역성이 없다면 임신하기 전에
꼭 예방 주사를 맞아야 할까요?

임신을 앞둔 여성이라면 풍진 주사는 미리 맞는 것이 여러모로 좋습니다. 면역이 없는 상태에서 임신이 되어 버리면 혹시 풍진에 걸리지 않을까 하는 걱정으로 늘 불안하게 되고 또 정말 풍진에 감염이 된다면 치명적인 기형아 가능성이 많아지기 때문입니다. 그러나 주의할 것은 예방

접종을 한 뒤 최소한 90일이 지나서 임신을 해야 합니다. 예방 접종 주사는 약간 약화시키거나 혹은 살아 있는 바이러스 균 자체를 사용하기 때문에 그 자체가 감염 위험성이 있기 때문입니다.

그러나 만약 면역이 없는데도 부득이한 경우 주사를 맞지 못하고 임신을 한 경우라면 임신 중 검사를 몇 번 더 해 보아서 최소한 임신 4개월 이내에 풍진에 감염되었는지 여부를 확인해 보아야 합니다.

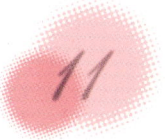

주의를 했는데도 불구하고 풍진 주사를 맞은 지 3개월 안에 임신이 되어 버렸는데 어떻게 해야 하나요?

풍진 접종은 약간 약화시킨 살아 있는 균을 사용하므로 감염 위험성 때문에 항상 접종 후 최소한 90일 이후에 임신하라고 주의를 줍니다.

그런데도 불구하고 실제로 그 전에 임신되어 버린 경우가 이와 같이 종종 있습니다. 그러나 여러 가지 연구 결과 다행히 이 같은 경우 임신을 그대로 유지시켜 분만했을 때 실제로 태어난 아기들이 전혀 기형이 없이 모두 건강했다고 합니다.

하지만 아기를 낳을 때까지 산모와 그 가족들이 겪어야 하는 정신적인 부담감을 생각해 보면 접종 후 3개월 이내에는 절대로 임신이 되지 않도록 주의해야겠지요.

풍진에 면역이 있는데도 불구하고
또 풍진에 걸릴 수 있습니까?

풍진주사를 맞아서 생겼건(예방 접종을 하면 95%에서 면역이 생긴다), 아니면 이미 자연 면역이 있는 사람이건 풍진 면역은 평생 면역입니다. 그럼에도 불구하고 재감염의 가능성은 언제나 있을 수 있습니다. 그러나 이런 경우는 감염은 감염이지만 임상적인 풍진 증상이 거의 나타나지 않은 채(subclinical) 지나가 버리는 경우가 많기 때문에 일반 남성들이나 비 임신 여성들에서는 아무런 문제가 되지 않습니다.

그러나 임신한 여성들한테는 이것도 문제가 될 수 있습니다.

실제로 풍진 면역이 되었는데도 임신 초기에 증상 없이 풍진에 감염된 경우 기형아가 생겼다고 발표된 연구 논문이 있기 때문입니다. (1989, Best and associates)

따라서 풍진 검사를 할 때는 꼭 두 가지 항체 검사 즉 G 항체와(평생 면역을 나타내는 항체), M 항체(최근에 균이 감염된 것을 나타내는 항체)를 모두 해 보아야 하고 면역이 생긴 사람이라도 특히 임신 초기에는 다시 한 번 풍진 검사를 해보는 것이 좋고 풍진에 감염된 사람들과의 접촉을 피하는 것이 좋습니다.

만약 임신 중 풍진에 감염된다면
그 아기는 모두 기형이 될까요?

풍진 균은 실제로 기형을 초래할 수 있는 굉장히 무서운 균이지만 임신 몇 개월 때 감염이 되었느냐에 따라 차이가 있습니다.

실제로 임신 12주 내에 산모가 감염이 되면 80% 정도, 임신 14주까지는 54% 정도에서 기형아가 태어나지만 일단 임신 16주 즉 만 4개월이 지난 후엔 설사 감염이 되었다고 해도 기형아는 거의 태어나지 않습니다.

따라서 임신 4개월 이내에는 풍진에 대한 검사와 상담이 철저히 이루어져야 하겠습니다.

풍진 감염으로 인한 기형은 대개 어떻게 나타납니까?

백내장, 녹내장 같은 눈 기형, 심장 기형, 청각 장애, 뇌수막염 같은 중추신경 이상, 빈혈, 간염, 발육 장애, 염색체 이상 등 치명적인 기형이 다발적으로 나타납니다.

그러나 태어날 때 이처럼 눈에 보이는 이상은 금방 발견할 수 있지만 더 무서운 것은 처음엔 전혀 이상이 없다가 20대 내지 30대쯤에 나타나는 당뇨나 뇌막염 같은 질환입니다. 자라면서 이상을 보이는 것은 태어날 때 아무 이상이 없는 신생아의 약 3분의 1에서 나타난다고 하니 임신 중엔 풍진에 감염된다는 것이 얼마나 무서운 일인지를 말해 줍니다.

따라서 임신 전에 풍진 예방 접종을 철저히 확인하고 맞아 두는 것이 좋겠고, 설사 면역이 됐다고 하더라도 재감염의 가능성이 있을 수 있기 때문에 풍진이 발병한 사람들과의 접촉을, 특히 임신 4개월 이전에는 철저히 피하는 것이 좋겠습니다.

태어난 아기가 풍진으로 인한 기형이 의심되는 경우엔 어떤 주의가 필요할까요?

산모의 풍진 면역 상태, 예방 접종 여부, 임신 중 임상 증상 등을 자세히 면담해 보고 또 태아에게 나타난 기형 상태를 보아 풍진에 의한 기형이 의심되면 바로 확진을 위한 균 검사 등 정밀 검사를 하여 확인해야겠습니다.

왜냐하면, 선천성 풍진 감염으로 인해 기형이 된 신생아는 생후 상당한 달수까지도 비루스 균을 퍼트려 감염원이 될 수 있기 때문입니다. 따라서 신생아 실에서는 다른 신생아들에게 절대로 감염이 안 되도록 격리시킬 것은 물론이고 특히 임신 모나 기타 풍진감염을 초래할 수 있는 사람들과 접촉하지 않도록 주의해야 합니다.

16

그렇다면 많은 산모들이 걱정하는
풍진이란 어떤 병입니까?

풍진은 과거 예방접종이 나오기 전엔 6-9년 주기의 전염병으로 크게
나돌았지만 다행히 최근엔 많이 줄었습니다.

임신 중 풍진에 감염되면 기형아가 나타난다고 하여 산모들이 일반적
으로 몹시 두려워합니다.

그러나 모순되게도 실제로 풍진을 정확히 진단하는 것은 쉽지 않습니
다. 고열과 발진을 동반하는 다른 질환들과 증상이 아주 비슷하여 확실하
게 구별이 안 되는 경우도 많고 실제로 감염되었다고 할지라도 4분지 1정
도에서는 전혀 증상이 없이 넘어 갈 수 있기 때문입니다.

주 증상은 고열, 관절통, 발진, 귀 뒤의 임파선 부종 등으로 얼핏 감기,
몸살처럼도 보입니다. 따라서 임신 중 상기 증상이 있을 때는 특히 풍진
면역이 안된 경우엔 풍진인지 아닌지 혈액 검사하여 확인하는 것이 좋고
최상의 예방은 미리 예방접종을 해두는 것입니다.

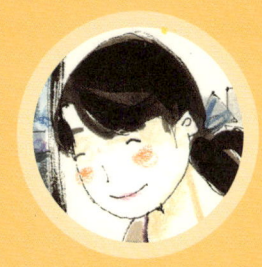

제 2 장 임신진단법

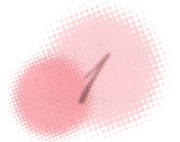

임신여부를 소변검사로 확인하면 정확한가요?

제품을 만든 회사에 관계없이 약 95% 정도 정확성이 있습니다.

소변 검사를 할 수 있는 키트는 약국에서 손쉽게 구할 수 있고 검사하기가 간단하기 때문에 누구나 쉽게 할 수 있습니다. 대개 월경 예정일에서 1~2일만 지나도 임신 진단이 가능한 경우가 많고 아주 예민한 시약 같은 경우는 예정일 3~4일 전에 미리 알 수도 있습니다

그러나 100% 정확한 검사는 아니기 때문에 임신이 아닌데도 임신양성으로 나올 수도 있고 임신인데도 임신 음성으로 나올 수 있습니다.

따라서 자가진단 한 결과를 너무 과신하지 말고 병원에서 다시 정확한 진단을 받아야 합니다. 예기치 않은 자궁 외 임신이나 자연 유산 혹은 아예 임신이 아닌 경우도 있을 수 있기 때문입니다.

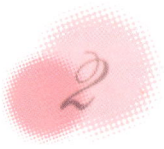

그렇다면 소변 검사가
양성으로 나와도 임신이 아닌
경우는 어떤 경우입니까?

우선 임신 호르몬(HCG)과 구조가 아주 비슷한 황체화 호르몬(LH)이 체내에 많이 분비되는 경우 교차 반응으로 임신이 안 된 경우에도 양성으로 나올 수 있습니다.

또한 임신이 아닌데도 임신 호르몬 (HCG)이 분비되는 경우 즉 폐암인 경우나 전신성 홍반 낭창증(SLE), 혹은 어떤 경우 HCG 호르몬 주사를 맞은 경우엔 임신과 관계 없이 임신 검사에서 양성으로 나올 수 있습니다.

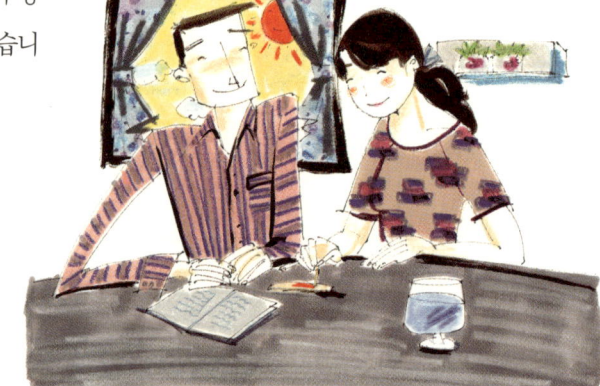

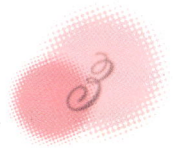

임신 진단을 혈액으로 하는 방법이 더 정확합니까?

소변검사로 하는 것보다 훨씬 정확하고 빨리 알 수 있습니다. 그 대신 경제적으로 비용이 더 많이 들게 됩니다. 혈액 검사는 임신 호르몬인 융모성 성선 자극 호르몬(HCG)을 정량적으로 분석하여 그 농도를 체크하는 것인데 그 결과로 임신 주수가 어느 정도인지까지도 알 수 있습니다.

또한 호르몬의 농도로 태아의 건강 상태를 알 수 있기 때문에 자궁외 임신이나 자연 유산 같은 경우 3~4일 간격으로 검사하면 임신 예후를 아는 데도 큰 도움을 줍니다.

그러나 모든 정상 산모들이 이 검사를 할 필요는 없고 조기 임신 진단이 필요한 경우나 앞으로의 임신 예후를 알아야 하는 경우 등 정밀한 진단이 필요한 경우에 주로 쓰입니다.

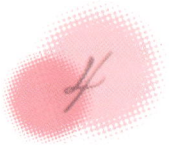

월경을 하면서도 임신이 될 수 있을까요?

임신의 가능성을 가장 먼저 알 수 있게 해주는 것은 있어야 할 날짜에 월경이 없는 것입니다. 그러나 때때로 여성들 중엔 정상적으로 월경을 했는데도 불구하고 임신되었다는 경우들이 있습니다. 그러나 이런 경우 자세하게 확인해 보면 정상 월경이 아니고 단순한 출혈이었던 경우들이 많습니다.

임신 초기 수정된 배아가 자궁 내막에 착상하면서 약간의 출혈을 나타내는데 정상 월경보다 훨씬 양도 적고 또 짧게 끝납니다. 따라서 월경량이 보통 때보다 훨씬 적으면서 임신 증상이 있는 경우 임신 반응 검사를 해 보는 것도 진단에 도움 될 수도 있습니다.

그런데 때로 이러한 착상 출혈이 양이나 기간, 심지어 월경통 같은 증상까지 정상 월경과 아주 비슷하여 애매할 수도 있습니다.

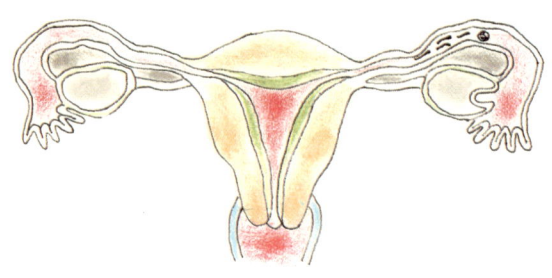

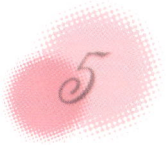

임신이 아닌데도
월경이 없을 때는 어떤 경우일까요?

15세 이상 45세까지의 가임 여성에서 생리가 없을 때 가장 먼저 생각해야 할 것은 임신 가능성입니다.

그러나 확실하게 임신이 안 되었는데도 불구하고 월경이 없는 경우들이 있습니다.

젊은 여성에서는 주로 과도한 다이어트 등으로 체중이 갑자기 많이 줄거나 영양부족 상태에 빠질 경우, 분만 직후 특히 수유 중일 때는 임신과 관계없이 생리가 나오지 않는 경우가 많습니다.

그리고 심한 빈혈이나 당뇨, 갑상선 질환 등이 있을 때, 혹은 갱년기에 가까운 여성들, 또는 운동선수나 발레 댄서처럼 육체적으로 몹시 피곤한 경우나 심한 정신적인 스트레스를 받는 경우에서도 임신과 무관한 월경불순이 나타날 수 있습니다.

따라서 무조건 월경이 없다고 임신이 아닌가 하고만 생각하지 말고 정확한 진찰을 받아야겠지요.

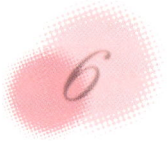

출산 예정일이 언제인지 어떻게 알 수 있습니까?

　생리가 정확한 경우 마지막 생리일 월(月)에서 3을 빼거나 9를 더하고 일(日)에서는 7을 더해 줍니다.

　예를 들면 만약 마지막 생리일이 4월 5일인 경우 출산 예정일을 4-3월, 즉 1월이 되고(또는 4+9월, 즉 13월은 없으므로 1월이 되겠지요) 5+7일은 12일 따라서 다음 해 1월 12일이 출산 예정일이 되겠습니다.

　그러나 마지막 생리일이 정확하지 않은 경우엔 초음파나 태동 시기, 자궁 높이 등으로 대강 알아내는 방법도 있습니다.

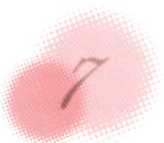

생리가 두 달에 한 번 혹은 석 달에 한 번 있을
정도로 불규칙한데도 위 방법으로
출산 예정일 계산이 가능합니까?

월경 주기가 한 달 이상으로 긴 경우나 아주 불규칙한 경우엔 매달 한 번씩 월경을 하는 경우보다 배란이 훨씬 늦게 일어나므로 위와 같이 월경 날짜를 이용하여 출산 일을 계산하는 것은 맞지 않습니다. 배란이 늦어진 만큼 출산 예정일도 늦어지기 때문입니다.

이런 경우엔 초음파 진단을 하여 임신낭의 크기나 아기 머리끝에서 엉덩이까지의 길이, 혹은 머리 크기 등을 측정하여 출산 예정일을 정확히 잡을 수 있습니다.

만약 생리 주기가 28일보다 짧은 경우엔 상대적으로 출산 예정일은 더 빨라지겠지요.

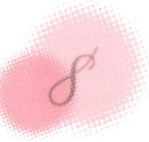

아기가 움직이는 것이나 배가 얼마나 부르느냐에
따라서도 임신 주수를 알 수 있습니까?

아기의 움직임, 즉 엄마가 태동을 느끼기 시작하는 것은 상당히 개인적인 차이가 많습니다. 즉 전혀 못 느끼는 분이 있는가 하면 장의 움직임을 아기가 노는 것으로 착각하는 경우도 있기 때문에 반드시 정확하지는 않습니다. 그러나 대부분의 산모들이 태동을 처음 느끼는 시기는 대개 임신 5개월, 즉 18~20주 경으로 보면 됩니다.

배의 크기는 반듯이 누워서 자궁의 높이를 만져 보아야 정확히 알 수 있습니다. 임신 초기에는 아기집이 작아서 골반 내에 있기 때문에 만져지지 않지만 3개월 후반부터는 서서히 만져지기 시작하고 임신 5개월쯤 되면 자궁이 배꼽 정도 높이로 만져집니다.

따라서 이러한 것을 참고로 하면 마지막 월경 일이 정확하지 않거나 몹시 불순한 경우에도 정확한 출산 일을 잡는 데 도움이 되겠습니다.

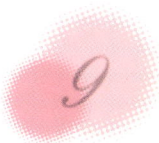

자궁의 높이를 자로 재서도 임신 주수를 정확히
알 수 있다고 하는데 정확할까요?

임신 날짜까지 맞을 수는 없지만 상당히 정확합니다.

그러나 임신 18주부터 임신 32주까지 에서만 가능
합니다.

즉 치모(恥毛)가 있는 치골(恥骨)에서부터 배불러
있는 자궁 높이까지를 센치 미터로 표시했을 때 임신
주수와 일치합니다.

따라서 임신 주수를 어림
잡아 보는데 비교적
정확한 측정 방법이
될 수 있습니다.

그러나 방광에 오줌이
차 있을 때는 자궁 높
이가 약 3cm 정도
더 높아지게 되므로
오줌을 비운 상태에서 재야 합니다.

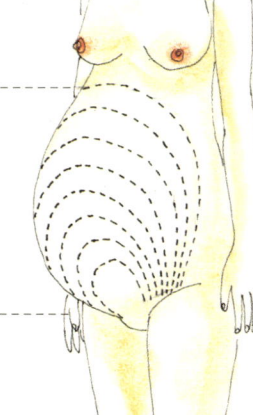

상상 임신(Imaginary pregnancy or Pseudopregnancy)이란 어떤 경우입니까?

상상 임신이란, 실제로 임신이 되지 않았는데도 불구하고 임신했을 때와 똑같은 증상을 보이는 경우입니다. 월경이 없어지고 심한 입덧 증상으로 구토를 하고 몸무게가 줄어들며 배가 나옵니다. 심한 경우엔 장이 움직이거나 배 근육이 수축하는 것을 아기가 논다고 확신하고 있어서 때로는 의사도 "정말 임신일까?" 라고 할 정도까지 있습니다.

그러나 임신 호르몬 검사를 해 보면 확실하게 음성으로 나오고 실제로 자궁 속은 텅 비어 있습니다. 내진 해 보면 전혀 커지지 않은 자궁을 확인할 수 있습니다.

그러면 어떠한 경우에
상상 임신 증상이 나타납니까?

대개 임신을 몹시 기다리는 여성에서 때때로 나타납니다. 즉 임신에 대한 강렬한 욕구가 정상적인 생리가 나오지 못할 정도로 호르몬 분비 양상을 변화시켜 버린 경우입니다.

몇 년씩 임신이 안 되는 불임 여성들 중에 이러한 현상이 나올 수 있고, 임신에 대한 기대감에 부풀었다가 임신이 아니라는 사실을 알고 심한 우울증에 빠지게 됩니다.

따라서 이러한 경우엔 가족들의 따뜻한 격려와 위로가 필요합니다.

그런데 상상 임신은 반대로 임신에 대한 지나친 공포감이나 두려움이 있을 때도 나타납니다. 특히 우울증이 심한 경우 임신했을지도 모른다는 상상은 아무리 옆에서 말해 주어도 몇 년씩 지속될 수 있으므로 정신과적인 상담이 필요한 경우도 있습니다.

혹시 임신이 되지 않았을까 하는 걱정이 더욱 생리를 억제하는 결과를 초래하고 환자는 그만큼 불안감에 시달리는 악순환이 되기도 합니다.

그리고 또 갱년기에 가까워진 여성들이 불규칙적인 월경 때문에 가끔 상상 임신에 빠지는 경우도 있습니다.

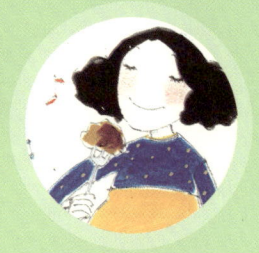

제 3 장 임신중

주의, 영양, 운동

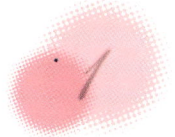

입덧 증상은 어떻게 나타납니까?

임신중 입덧은 초기에 산모들을 괴롭히는 임신의 주 증상입니다. 흔히 아침 오조(morning siekness)란 별명이 붙을 정도로 아침잠에서 깨어날 때 주로 미식거리거나 실제로 토하기도 하는데 사람에 따라 오히려 밤에 느끼거나 혹은 하루 종일 시달리기도 합니다.

입덧은 대개 월경이 한 번 거르면서 바로 나타나는데 임신 16주가 지나면 가라앉기 시작합니다. 임산모의 약 절반 이상이 이 증상을 나타냅니다.

재미있는 현상 중 하나는 산모가 입덧으로 구토를 할 때 남편도 똑같이 구토하는 경우도 있고 부인은 오히려 전혀 증상이 없는데 남편만 구토증을 하는 경우도 있습니다. 물론 의학적으로는 설명하기 힘든 부분입니다. 음식을 소량을 자주 먹게 하고 싫어하는 음식 냄새를 맡지 않도록 해주는 것이 도움이 됩니다.

입덧이 오래가면 체중 감소와 전해질 이상은 물론 심한 경우엔 심한 구토로 인해 식도 파열과 기관지 파열까지 초래 할 수 있고 비타민K 영양소 부족으로 다량의 코피까지 흘리는 등 여러 가지 합병증이 나올 수 있으므로 자연적인 현상이라고 너무 소홀히 생각해서는 안 됩니다. 입덧으로 고생하는 경우 본인은 굉장히 고통스럽습니다.

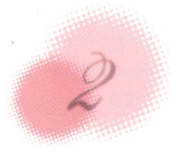

입덧의 원인은 무엇일까요?

입덧의 원인은 아직까지도 확실히 밝혀지고 있지 않지만 가장 가능성 있는 주장은 현재 세가지로 설명되고 있습니다.

첫째, 임신 중엔 태반에서 분비되는 임신 호르몬(HCG)이 있는데 원래 이 호르몬은 태아가 잘 자랄 수 있도록 자궁 내 환경을 영양이 풍부하고 부드럽게 해 주는 역할을 합니다. 그런데 이 호르몬이 가장 많이 증가할 때 산모는 가장 심하게 입덧 증상을 느낍니다. 또 비정상 임신 중에 흔히 포도알 임신이라고 알려진 '포상기태' 임신이 있는데 이때는 이 호르몬 분비가 정상 임신 때보다 훨씬 증가하는데 산모의 구토증상이 매우 심하게 나타납니다.

따라서 이 호르몬이 입덧을 일으키는 주원인이 아닌가 생각하고 있습니다.

둘째, 임신 중 역시 태반에서 엄청나게 분비되는 에스트로겐이 위장을 자극하여 증상을 나타내는 것이 아닌가 여겨지기도 합니다. 특히 아침 공복 시 위산이 쌓이면서 더 자극이 심할 수 있습니다.

셋째, 순전히 감정적인 요소의 원인도 있습니다. 임신 초기 식욕이 떨어지고 피곤하여 기분이 가라앉으면 입덧이 훨씬 심해집니다.

반대로 기분을 명랑하고 유쾌하게 갖거나 일에 몰두할 때는 훨씬 입덧 증상이 줄어듭니다.

또한 혼자 조용히 있는 것보다는 가족들이나 친구들과 어울리며 관심을 다른 데로 돌리면 역시 입덧 증상이 많이 줄어들므로 감정적이고 정서적인 요소도 입덧 원인의 큰 부분을 차지하고 있다고 보고 있습니다.

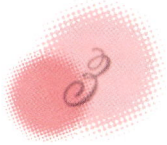

입덧을 가라앉히기 위한 좋은 방법은 없습니까?

아주 증상이 심하여 전혀 먹지 못하고 탈수증상을 보일 땐 입원을 시켜 수액과 전해질 공급을 해주는 것이 좋겠습니다. 가벼운 경우 다음과 같은 방법들을 써 보면 상당히 도움이 됩니다.

1. 하루 식사를 여러 번으로 나누어 조금씩 먹는다.

2. 아침에 일어나기 전에 자리에서 크래커나 떡, 토스트 등 간단한 스낵을 먹어 공복시 위산에 의한 자극을 피해준다.

3. 기름진 음식을 한꺼번에 많이 먹으면 위장에 부담을 주면서 구토증이 유발되므로 피한다.

4. 아무리 메슥거리고 구토가 심하여도 죽 종류나 물, 주스, 우유 등

수분 종류는 꾸준히 섭취해 주어야 탈수 방지가 되고 영양 상태를 유지할 수 있다. 유동성 음식이나 물 종류는 된 음식보다는 구토증을 훨씬 덜 일으킨다.

5. 생강은 구토증을 가라앉혀 주는 좋은 자연 식물이다. 얇고 잘게 썰어 몇 조각씩 씹어 먹어도 좋고 생강차로 끓여 먹거나 샐러드에 섞어 먹으면 도움이 된다.

6. 싱싱한 레몬을 몇 조각으로 잘라 입에 대고 조금씩 빨아먹으면 좋다.

7. 충분한 휴식을 취해도 도움이 된다.

8. 구토증을 일으키게 하는 음식 냄새나 소음, 어떤 동작 등도 피하게 한다.

9. 너무 덥고 후끈한 환경은 구토를 유발시킬 수 있으므로 피한다.

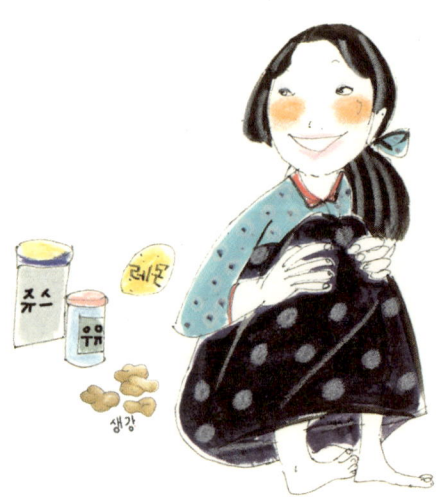

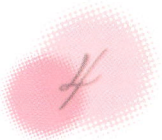

입덧을 가라앉히기 위한 심리적인
치료 방법은 없습니까?

입덧은 어떻게 생각하면 축복된 증상입니다. 임신 고유의 증상이며 아기가 잘 자라고 있다는 증거도 되기 때문입니다. 아기를 갖지 못한 여성들은 입덧하는 것을 얼마나 부러워하는지 모릅니다. 또한 과거에 자연유산 경력이 많은 산모들은 입덧이 행여 사라져 버릴까 조마조마해 하는 경우도 많습니다. 신기하게도 이런 경우엔 산모들은 입덧으로 고생하는 경우가 적습니다. 육체적으로 시달리기는 하지만 그것을 전혀 고통스럽게 생각하지 않기 때문입니다. 그만큼 입덧이란 심리적인 요인도 크다는 것을 보여 주는 것입니다.

따라서 입덧을 오히려 기쁘고 감사하게 생각한다면 그 어떤 입덧 치료보다 효과가 있지 않을까 생각합니다.

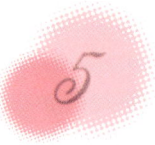

그래도 요사이 임산모들은 확실히 과거에 비해
입덧으로 고생하는 경우가 많이 줄었습니다.
그 이유는?

　전반적으로 향상된 여성들의 건강 상태와 일년 내내 골고루 섭취할 수
있는 다양하고 풍부한 식품들로 인해 영양상태가 좋아진 것이 가장 큰
이유로 들 수 있습니다. 또한 대부분의 산모들이 충분히 사전에 계획하
여 임신을 주로 하기 때문에 심리적으로 마음의 준비가 되어 있는 것도
중요한 원인 중 하나입니다.

　그리고 무엇보다도 여성들의 임신과 출산에 대한 인식이 많이 바뀐 것
이 큰 이유가 되겠습니다. 즉 과거처럼 임신과 출산을 무조건 두려워하고
걱정하는 것이 아니고 여러 가지 의학잡지나 교육용 팜플렛, 학교에서의
교육 등을 통하여 우선 의학적으로 이해가 많아지면서 공포감이 없어졌
기 때문입니다. 매우 바람직한 현상 중 하나로 보여집니다.

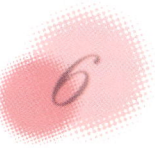

6

산모들이 임신 초기에 입덧 증상으로 구토가
심할 때 때로 혈액이 섞여 나오는 수가 있습니다.
염려하지 않아도 될까요?

대개의 경우 걱정할 필요가 없습니다. 심한 구토로 하여금 목구멍 입구의 인두 부위나 식도 부위의 작은 혈관들이 순간적으로 터져서 나오는 출혈일 수가 많습니다. 이때 혈액은 많은 양이 나오는 것이 아니고 구토물에 혈액이 얼룩져 있거나 살짝 줄 모양으로 섞여 나오는 경우가 대부분인데 아주 가는 혈관들이기 때문에 조금만 지나도 자연히 회복하고 치유됩니다.

그러나 묻어나는 혈액량이 점점 늘어난다거나 빈도가 잦아질 때는 가슴 엑스레이 촬영을 하여 폐결핵이나 기타 폐질환 여부를 확인해야 할 필요가 있겠습니다.

또 지나치게 통증을 호소하면서 출혈이 많은 경우 심한 구토로 인한 식도파열이 드물지만 있을 수 있는데 이 경우에는 즉시 응급처치를 요합니다.

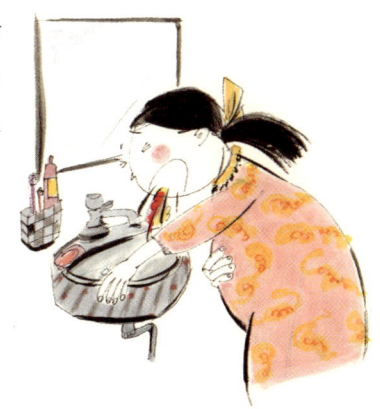

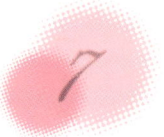

임신을 했는데 몹시 피곤함을 느낍니다.
몸에 이상이 있는 것은 아닐까요?

특별한 이상이 없어도 임신을 하면 대부분의 산모들이 심한 피로감을 느낍니다. 특히 임신 초기에 피로감을 더 심하게 느끼는데 사람에 따라서 임신 기간 동안 내내 피로를 호소하는 경우도 있습니다. 또한 산모는 피로감으로 인해 자꾸만 졸려하기도 합니다. 이것은 임신중 엄청나게 증가하는 푸로게스테론 호르몬의 최면 효과로 보고 있습니다. 그러나 대개 임신 4개월이 지나면 대부분 이러한 증상은 사라집니다.

영양을 고려한 식사를 규칙적으로 하고 입덧으로 인해 식사가 잘 안 될 때는 비타민 종합 영양제를 임신 4개월 이후부터 복용하는 것도 도움이 됩니다. 영양 공급이 잘 안 되는 경우 계속 피로의 악순환이 될 수 있기 때문입니다. 8~10시간 정도 충분한 수면을 취하면 피로 회복에 좋습니다.

그래도 계속 피로감을 느낀다면 기본적으로 빈혈이나 다른 이상이 없는지 진단이 필요하겠습니다. 임신 초기에 병원에서 기본적인 건강 상태를 체크하는 산전검사를 하므로 자연히 건강 상태 이상 유무를 알 수 있습니다.

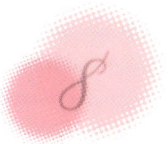

임신중 오목가슴이 몹시 쓰리고 아프다고 호소하는 가슴앓이(heartburn)는 어떻게 치료하나?

산도가 높은 위액이 식도 내로 역류하여 들어가게 됨으로써 위와 같은 가슴앓이 증상이 나타납니다. 이유는 임신중 커진 자궁이 위를 압박하면서 밀어 올리고 동시에 식도 괄약근이 임신 중에는 더 느슨하게 풀리기 때문입니다. 가능하면 너무 반듯하게 눕거나 상체를 구부리지 않도록 하고, 상체 부위를 올려서 쉬게 합니다.

대개 증상은 심하지 않으며 음식을 소량씩 자주 먹는 것도 방법이 되겠습니다. 이 정도로 해서 치유가 안 되고 고통스러우면 제산제 계통의 약제를 씁니다.

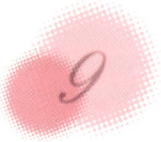

산모가 먹질 못하여 영양상태가 나쁘더라도 태아는
엄마한테서 영양분을 빼앗아 섭취할 수 있으므로
태아발육에 지장이 오지 않는다는 것은
옳은 생각일까요?

　　아무리 모체가 병약하고 영양이 부족한 상태에서도 아기는 비교적 건
강하게 태어나는 경우가 있습니다. 그러나 이것은 운이 좋은 소수에서의
경우이고 대부분 모체가 허약하고 잘 먹지 못한 경우 아기 역시 저체중아
로 발육이 좋지 못한 경우가 대부분입니다.

　　신비로운 자연의 섭리로 임신이 되어 한 생명이 자리를 잡게 하기 위해
서는 어느 기본적인 시기까지 모든 영양소는 전적으로 아기한테만 쏟아
져 들어가는 것은 사실입니다. 모체가 매일 섭취하는 영양소는 물론이고
만약 외부에서 들어오는 음식과 영양이 부족한 경우에는 모체의 뼈와 근
육 등 이미 모체 내에 축적되어진 영양소까지 빼앗아 아기한테 공급이 되
어집니다. 그러나 어느 일정 시기가 지나면 태아가 모체에서 받을 수 있는
영양 공급은 한정되어 있기 때문에 계속 영양 섭취가 부진할 경우엔 태아
에게 영향이 가지 않을 수 없습니다. 따라서 임신중 산모가 식사를 굶거나
영양이 부실한 경우는 결국은 태아에게 나쁜 영향을 주는 것입니다.

그러므로 임산모는 자신이 먹고 마시는 모든 것은 바로 자신뿐만 아니라 동시에 아기를 위한 것이라는 생각으로 신경을 써야 하는데 가족들 역시 이러한 생각으로 산모를 위해 주어야 합니다.

산모는 꼭 병원에 다니면서 미리 산전 진찰을 받아야 하나요?

임신을 하면 정기적으로 산전 진찰을 받아야 한다는 것은 웬만한 산모들은 상식처럼 알고 있습니다. 그러나 아직도 가끔 병원 한 번 안 가도 아기만 잘 낳으면 될텐데 쓸데없이 뭐하러 병원에 가느냐고 하는 분들이 있습니다. 그러나 이것은 너무나 안일한 생각입니다.

임신만 한다고 해서 무조건 아기를 건강하게 잘 낳는 것은 아닙니다.

임신하는 순간부터 분만할 때까지 아기와 산모의 생명을 위협하는 예기치 못한 위험성이 언제나 복병처럼 도사리고 있기 때문입니다.

따라서 성실한 산전 관리가 건강한 출산에는 아주 중요한 기본이 되겠습니다. 그리고 산전 진찰은 횟수도 중요하지만 어떻게 받느냐 하는 질(質)도 중요하겠습니다.

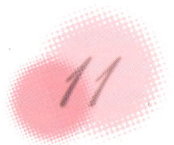

산모 입장에서는 어떤 기준으로 병원을
선정하는 것이 좋습니까?

출산은 아주 순조롭게 끝나는 경우도 많지만 때로 순식간에 산모와 아기의 생명을 위협하는 경우까지 일어날 수 있다는 것을 언제나 염두에 두어야 합니다.

따라서 산부인과 전문의는 물론이고 마취과 전문의, 소아과 전문의의 도움을 즉시 받을 수 있는 시스템이 기본적으로 확립되고 응급 처치가 즉시 가능할 수 있도록 충분한 인력과 시설이 갖추어진 병원이면 좋겠습니다.

거기에다 여러 가지로 산모를 위해 담당 선생님은 물론 전 직원이 세심하게 배려해 주는 병원이라면 더 말할 나위가 없겠지요.

일단 병원을 정하면 어느 때라도 연락이 가능한 연락처를 보호자와 함께 알아두는 것이 좋겠습니다.

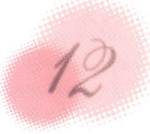

산모 중 보다 많은 주의를 요하고
산모 스스로도 문제가 있을 때
병원에 즉시 올 수 있도록
주의를 해야 하는 경우는 어떤 경우입니까?

산모가 몸이 허약하고 영양상태가 좋지 않은 경우, 혹은 만성적인 내과적 질환이 있을 때는 우선 주의해야 합니다.

또 과거에 조산이나 자궁 내 태아 사망이 있었던 경우, 기형이 있었던 경우, 산후 출혈이 심했던 경우도 역시 현재 임신과 또 다시 관련이 있을 수 있으므로 담당주치의에게 미리 이야기 해 두어야 하며 또 현재, 양수량이 아주 적다거나 아기가 잘 자라지 않아 저체중일 때 역시 주의를 요합니다.

특히 평소 고혈압 경력이 있는 경우 임신성 고혈압의 위험이 있으므로 요주의 해야 합니다.

임신을 하게 되면 몸무게가 10kg 이상 늘어나는데
아기 몸무게는 3kg 정도밖에 안된다고 들었습니다.
그런데도 이렇게 몸무게가 많이
늘어나는 것은 정상입니까?

정상입니다. 임신을 하게 되면 사람마다 상당히 차이가 많지만 평균 잡아 대개 12.5Kg 정도 몸무게가 늘어납니다. 이렇게 늘어난 몸무게에는 아기의 무게 외에도 임신과 더불어 함께 늘어나는 것들이 많기 때문입니다. 참고로 몸무게를 증가시키는 부분들은 다음과 같습니다.

가장 기본적인 아기 몸무게가 3Kg 정도이고 양수무게가 1Kg, 자궁이 1Kg, 유방 1Kg, 태반이 약 0.5Kg, 산모의 혈액량과 체액 증가가 2Kg 정도 되며 나머지 3.5Kg 정도가 산모에게 저장되는 지방조직으로 보고 있습니다.

그런데 이렇게 늘어난 몸무게는
아기를 낳고 나면 모두 빠질까요?

산모들은 임신과 함께 몸무게가 이렇게 많이 늘어난다는 것에 대해 은근히 걱정을 합니다. 혹시 출산 후 그대로 빠지지 않고 남아서 아름다운 체형을 잃게 되지 않을까 하는 걱정 때문입니다. 그러나 걱정을 하지 않아도 되는 것이 출산과 동시에 거의 대부분 몸무게가 임신 전 상태로 빠지기 때문입니다. 몸무게가 줄어드는 것을 구체적으로 살펴보면 다음과 같습니다.

출산 직후 아기가 나옴과 동시에 5.5Kg이 줄어들고 그 후 2주 동안에 4Kg 정도가 빠르게 빠지게 됩니다. 그 후 6개월까지 2.5Kg 정도가 천천히 빠지게 되는데 따라서 한 번 출산을 하고 난 직후엔 약 0.5-1Kg 정도의 몸무게는 불어난다고 볼 수 있습니다.

그러나 지속적인 적당한 운동과 관리를 하면 이 정도의 몸무게는 얼마든지 조절이 가능하고 산전 상태로 회복할 수 있기 때문에 임신중 몸무게가 늘어나는 것에 대해서는 염려하지 않아도 됩니다.

그렇다면 임신중 몸무게 증가가 아무리 많아도 출산 후 모두 빠지게 될까요?

그렇지 않습니다. 임신중 늘어나는 몸무게는 평균 12.5Kg으로 보는데 이보다 훨씬 더 많이 살이 찐 사람은 어쩔 수 없이 출산 전보다 더 많이 몸무게가 늘어난 상태로 남아 있게 됩니다.

따라서 임신중 지나치게 살찌는 것은 주의해야 합니다. 그만큼 원상 복귀가 어렵기 때문입니다.

그렇다고 살찌는 것을 또 너무 두려워하면 안 됩니다. 적절한 몸무게 증가는 아기와 산모 모두에게 적당한 에너지 공급을 위해 절대적으로 필요하기 때문입니다.

임신 중 체중 증가는
임신 시기 별로 달라집니까?

개인마다 상당히 차이는 있지만 평균적으로 임신 8주 부터 20주 까지는 일주일에 약 300g씩 증가하고 임신 20주 부터 분만 때까지는 매주 약 450g식 증가한다고 봅니다.

그러나 구체적으로 살펴보면 임신 3개월 까지는 실제로 거의 체중 증가는 없고 임신 5-6개월 때 가장 체중 증가가 많으며 아기가 성숙하면서 가장 몸무게가 많이 늘어나는 임신 32주부터 40주 사이에는 오히려 산모의 몸무게 증가는 임신 5-6개월 때보다 더 적습니다.

그리고 예정일 2주일 전에는 오히려 체중 감소가 있는 경우도 있습니다.

임신 전 몸무게 정도에 따라 임신중 몸무게 증가 정도를 조절해야 합니까?

자신의 몸무게에 따라 조절하는 것이 좋습니다.

임신 전 평균적인 몸무게를 가진 여성이라면 임신을 한 후 12.5Kg(11.5~16Kg) 정도의 몸무게 증가 정도가 적당하고 몸이 허약하여 체중이 작은 여성들은 이보다 4~5Kg 정도(12.5~18Kg) 더 증가시키고 반대로 비만이 있는 여성들은 몸무게 증가를 약 4~5Kg 정도 적게(7~11Kg) 증가시키는 것이 좋습니다(1990년 National Academy of Science 발표).

따라서 저체중인 여성들은 임신을 하게 되면 훨씬 영양식을 많이 해야 건강한 임신을 유지할 수 있고 과체중일 때는 적절하게 음식 섭취 조절을 하여 과도한 체중 증가를 막아야 합니다.

임신중 몸무게 증가가 너무 많거나 적을 때는 어떤 결과가 올 수 있습니까?

산모의 몸무게 증가가 적을 때는 태어난 아기의 체중이 평균에 비해 적은 경우가 많고 영양 부족으로 조산 가능성도 많습니다.

반대로 과도하게 산모가 비만 상태에 빠져 있으면 임신성 고혈압이나 임신성 당뇨가능성이 많아지고 제왕 절개 분만률이 높아집니다.

만약 비만인 여성이라면
임신중 과도한 체중 증가를
방지하기 위해
어떻게 식생활을 관리해야 할까요?

아무리 비만이라고 할지라도 임신중 섭취칼로리는 1800Kcal(몸무게가
정상인 산모는 평균 2500kcal) 정도로 유지
해야 합니다. 이 이하로 줄이면 아기에게
영양 부족이 오므로 안 됩니다.

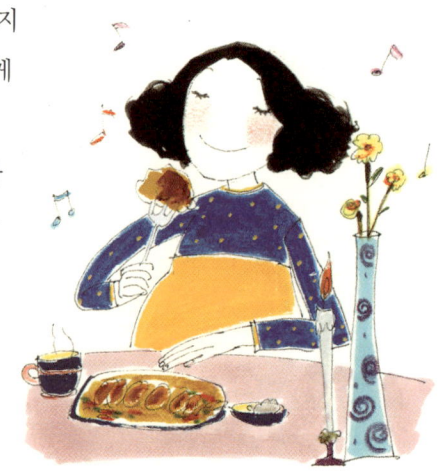

또 식사를 소량으로 하면서 자주 즉 하
루에 6회 정도로 나누어 먹고 식사 때마
다 단백질을 충분히 섭취하면 좋습니
다. 공복감도 훨씬 덜 느끼게 되어 과도
한 음식 섭취를 줄일 수 있고 아기에게
도 필요한 영양 공급이 되어 좋습니다.

수유를 하면
산후 몸무게가 더 잘 빠질까요?

연구에 의하면 엄마가 아기에게 젖을 먹이면 훨씬 체중이 더 빨리 빠지고, 분만 때 늘어났던 엉덩이 둘레도 빨리 줄어들어 임신 전 몸 상태로 더 빨리 돌아간다고 합니다.

엄마젖 100㎖를 만들어 내기 위해서는 필요한 열량은 약 75㎉인데 아기에게 하루에 필요한 젖은 최고 750㎖이므로 이정도의 젖을 만들어 내기위해서는 약 500㎉의 열량이 필요하게 됩니다. 따라서 젖을 먹이는 엄마는 일반 성인여성의 필요 열량인 하루 2500㎉보다 500㎉를 더 많이 섭취해야 합니다.

그러나 대부분의 산모들은 젖을 먹이는 경우와 먹지 않은 경우 하루에 먹는 섭취량은 비슷합니다. 따라서 젖 때문에 필요한 500㎉의 열량은 엄마의 지방조직에서 공급이 될 수 밖에 없고 따라서 자연스럽게 체중이 더 줄어 드는 효과가 있습니다.

1년간 젖을 먹인 엄마의 80%는 평균 4.4kg정도 오히려 체중이 감소했다는 보고도 있습니다. 따라서 몸매 관리를 위해 애써 돈들여 다이어트나 운동을 할 필요가 없으니 엄마젖은 이렇게 일석 이조의 효과가 있는 셈입니다.

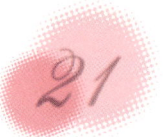

임신을 하면
'두 사람 몫을 위해서' 먹으라고 하는데
이것은 음식을 두 배로 많이 먹으라는 뜻입니까?

　절대로 그렇지 않습니다. 둘을 위해 먹으라는 말은 영양학적으로 두 사람을 위해 먹으라는 말이지 양을 두 배로 늘리라는 말이 아닙니다.

　임신을 했다고 먹고 싶은 음식을 실컷 먹어도 된다는 말로 절대 오해하면 안 됩니다. 특히 임신 3개월까지는 전혀 산모의 체중 증가가 없는 시기입니다. 실컷 먹고 나면 남는 것은 나중에 빼야 할 살뿐입니다.

　산모가 음식을 먹을 때는 양보다는 질을 선택해야 합니다. 이것은 산모의 특권이자 의무입니다.

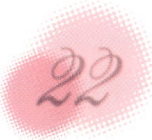

산모의 몸무게가 갑자기 늘거나 줄거나 하는 것은
산모의 건강 상태와 관계가 있습니까?

　관계가 있습니다. 산모의 체중 증가는 임신 5개월부터는 일 주일에 450g정도 증가한다고 쉽게 생각하면 됩니다. 그런데 산모 체중 증가가 이보다 훨씬 많거나 혹은 너무 적거나 오히려 줄어들었다면 담당 선생님과 꼭 상담이 이루어져야 합니다. 산모의 체중 변화가 산모 건강 상태를 나타내는 지표가 될 수 있기 때문입니다.

　갑자기 체중 증가가 심하다면 몸이 부었는지를 의심 해볼 수 있고 만약 이때 혈압까지 올라간다면 임신성 고혈압 가능성도 예견할 수 있습니다. 또 체중 증가가 너무 적거나 오히려 감소할 때는 아기와 산모의 건강 상태, 태반 상태 등을 자세히 살펴보는 것이 좋습니다.

임신 중엔 왜 엉덩이와 허벅지가 유난히 굵어지고 살이 찌게 되나요?

너무 비만해져서 이 부위가 특히 살찌는 것은 절대로 아니므로 걱정하지 않아도 됩니다.

임신이 진행됨에 따라 배 부위가 엄청나게 불러지는데 몸의 균형을 잡기 위해서는 뒤쪽으로 힘이 많이 실려야 하므로 엉덩이 쪽과 허벅지가 커지는 것은 안전상 중요한 것입니다. 또한 임신을 지속시키기 위한 에너지를 저장하기 위한 아주 자연적인 현상으로 이해하면 됩니다.

임신중 과도하게 체중이 느는 것을 주의하는 방법은 없습니까?

첫째, 임신 3개월 까지는 아기를 위한 에너지가 그렇게 많이 소요되지 않고도 실제로 이 시기에는 산모 체중도 거의 증가 하지 않습니다. 따라서 이 시기에는 지나치게 많이 먹어서는 안 됩니다. 이 시기에 체중이 늘어 나면 나중에 그만큼 빼기가 힘들어 집니다.

둘째, 케이크나 쿠키, 과자 등 당분이 많은 음식을 가능하면 피하는 것이 좋습니다.

이런 음식은 그 자체가 영양분이 별로 없으면서 정작 필요한 음식에 대한 식욕을 떨어뜨립니다. 게다가 혈중 당분 농도를 아주 빨리 올리는 대신 아주 빨리 떨어뜨려 공복감으로 인해 또 다시 먹게 되는 악순환이 됩니다.

단 것이 먹고 싶으면 대신 천연 당분이 많은 과일을 먹도록 합니다.

셋째, 임신중 가끔 우울증이나 기분이 저조할 때 먹는 것으로 해결하려고 하지 맙시다.

대신 기분을 풀 수 있는 다양한 방법을 모색해 봅니다. 영화나 외출, 따뜻하고 기분 좋은 목욕, 잡지 등 여러 가지 방법을 찾아봅시다.

임신 중에 짜게 먹으면 임신성 고혈압에
걸릴 수 있습니까?

한 때 소금을 많이 먹으면 임신성 고혈압에 걸릴 확률이 많으므로 임신 중엔 무조건 싱겁게 먹어야 한다고 한 적이 있었습니다.

그러나 임신성 고혈압은 소금성분이 많다고 하여 발생하는 것이 아니라는 것이 밝혀졌습니다.

임신 중에도 적당히 염분을 섭취해야 합니다. 염분은 수분을 확보하는 데 아주 중요한 역할을 하고 임신중 아기와 산모의 혈액량과 체액이 약 40%나 증가하게 되므로 어떤 의미에서는 아주 필수적인 성분입니다.

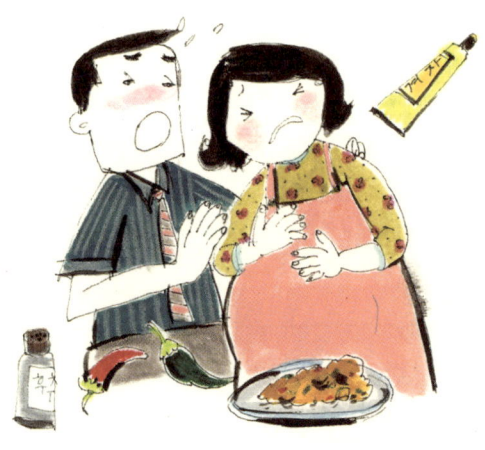

즉 염분은 수분균형(water balance) 유지하는 데 아주 중요한 역할을 하고 근육통과 신경안정을 위해 아주 중요한 성분이므로 오히려 임신중 염분을 제한하면 식욕을 떨어뜨리고 쉽게 피곤해지는 등 문제가 될 수 있습니다.

그러나 지나치게 많은 양의 염분이 들어가게 되면 우리 몸 속에서는 수분이 그만큼 쌓이게 되고 부종이 생기고 또 체중증가의 원인이 될 수 있습니다. 따라서 입맛에 따라 식욕 정도에 따라 모든 음식에 적당한 간을 하여 먹을 정도면 무방하겠습니다.

그러나 다음과 같이 지나치게 짠 음식은 피하는 것이 좋습니다.

베이컨, 짠맛이 나는 스낵류(짠 팝콘, 감자 칩, 염분이 가미된 크래커류나 콩 종류),가공된 소스류(soy sause, 캐첩, 바비큐 소스 등), 짠 생선 통조림이나 포장된 수프류 등.

임신중 특히 단백질 식품을 많이 먹어야 할 시기는?

단백질은 아기의 성장과 뇌신경 발달에 가장 필수적인 영양소입니다. 그런데 아기의 뇌 발달이 가장 왕성한 시기는 임신 20주와 30주 무렵입니다. 즉 임신 중반기와 출산하기 두 달전이 되겠습니다.

따라서 임신중 단백질 섭취는 임신기간 내내 아주 중요하지만, 특히 이 시기엔 더욱 신경을 써서 섭취하는 것이 좋습니다. 단백질이 뇌 세포 발달에 가장 중요한 기본이 되기 때문입니다. 왕성한 뇌세포의 분화와 발달은 아기의 지능 발달과 직결됩니다.

단백질은 콩류나 고기, 우유, 치즈, 생선 등에 많이 들어 있는데, 따라서 임신중 산모들은 자신의 식욕에만 너무 의존하지 말고 의식적으로 아가의 건강을 위해 단백질 식품을 많이 섭취하도록 해야겠습니다.

임신 중 생선을 많이 먹으면 아기 두뇌 개발에 좋습니까?

최근 두뇌발달에 없어서는 안 될 영양소로 부각되고 있는 DHA는 생선 속에 많이 들어 있는 불포화 지방산입니다. 뇌 세포는 시놉스라는 돌기를 통해 세포끼리의 정보를 전달하는 데 이러한 세포돌기를 형성하고 유지하는 데 주 역할을 하는 것이 인지질이라는 영양소인데, 이 DHA는 인지질을 구성하는 주 성분입니다.

따라서 일생 동안 뇌 활동을 하는 인간에게 DHA는 평생 필요하지만 그 중에서도 뇌세포 수가 결정되는 태아와 유아 시절에는 더욱 중요하다고 할 수 있습니다.

　따라서 임신 중 아기 두뇌 발달을 위해서는 생선을 많이 섭취할수록 좋겠습니다.

임신 중 이미증 (異味症)이나 이식증 (異食症; pica)이란 어떤 현상입니까?

　흔히 임신을 하면 평소에 전혀 먹지도 않은 엉뚱한 음식을 먹고 싶어하고 그것도 음식뿐 아니라 음식이 아닌 얼음이나 전분 풀 종류 혹은 흙같은 것까지 심지어는 몹시 먹고 싶어하는 경우도 있습니다.　원래 임신중 먹고 싶어하는 것을 먹지 못하면 태어나는 아기의 눈이 적다거나 혹은 다른 문제가 생길 수 있다고 하여 산모가 아무리 특별한 것을 먹고 싶어해도 가족들은 물론 이웃까지 거들어서 그 음식을 구해 주는 것이 우리 나라 아름다운 풍습이었습니다.

　그런데 이와 같은 습관은 서양에서도 마찬가지인 것 같아 재미 있습니다.

　16세기 어떤 임신한 여성이 빵굽는 남자의 팔뚝을 하도 깨물어 보고 싶어하니까 그 남편이 돈을 지불하고 세 번 깨물어 보게 하였습니다. 그러나 두 번까지 참아 내다가 도저히 못참고 더 이상 못 깨물게 하였는데 나중 그 여인이 세쌍둥이 중에서 한 아기는 사산했다는 일화입니다.

따라서 동서양을 막론하고 산모가 먹고 싶어하는 것은 꼭 그 욕망을 해소시켜 주어야 한다는 것인데 그만큼 뱃속의 귀한 생명체를 위한 배려 중 하나로 여겨집니다.

그러나 아무리 산모가 원한다고 하더라도 산모와 아기의 건강을 해칠 수 있고 남한테 피해를 주는 것이라면 피해야 되겠지요.

엽산(folic acid)이란 영양소는 어떤 것이며 왜 임신중 중요할까요?

임신중 철분을 많이 먹어야 한다는 것을 아는 분들은 많이 있지만 엽산의 중요성을 아는 분은 적습니다. 그러나 임신중 엽산의 중요성은 아무리 강조해도 지나치지 않습니다. 엽산은 기형아를 방지할 수도 있고 심한 빈혈을 방지할 수도 있는 중요한 영양소이기 때문이지요.

산모들은 하루에 400μg(0.4mg)의 엽산(임신이 아닐 때는 하루에 180 μg)을 기본적으로 먹도록 하는데 이 정도의 용량은 엽산이 풍부한 음식을 가려먹거나 간단한 엽산제재 영양제를 먹으면 됩니다.

엽산이 많은 식품으로는 싱싱한 야채나 브로콜리, 아스파라거스, 땅콩, 간 등인데 구체적으로 다음과 같이 식품별로 함유량을 소개해 드리겠으니 많이 참고하시기 바랍니다.

파슬리 1대접 : 300μg(0.3mg)

시금치 반 컵 : 243μg(0.243mg)

귤 1개 : 14μg(0.014mg)

포도 2알 : 5.2μg(0.005mg)

고구마 중간크기 1개 : 124μg(0.124mg)

오렌지(大 1개) : 60~72μg(0.06~0.072mg)

배 : 19μg(0.019mg)

시리얼 한 컵 : 40~120μg(0.04~0.12mg)

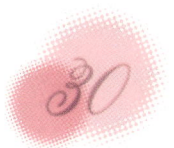

임신중 엽산을 충분히 먹어 두면
기형아 방지가 됩니까?

많은 연구결과 척추 이분증이나 무뇌아 같은 신경관 기형을 예방하는데 효과가 좋은 것으로 발표되고 있습니다.

임신중 엽산의 필요량은 임신이 아닌 때보다 훨씬 많이 증가하는데 위에서 설명한 것처럼 하루에 0.4mg정도를 꾸준히 먹어 주면 태아에게도 좋고 모체에도 아주 유익합니다. 요사이 미국에서는 임신 전 3개월간 엽산을 먹고 임신하자는 캠페인이 많이 벌어지고 있습니다. 그만큼 엽산의 중요성을 강조한 것입니다.

그런데 과거 임신에서 무뇌아나 척추 이상 같은 신경관 결손을 가진 기형아를 임신한 경력이 있는 경우 임신 전 한 달 전부터 하루에 4mg씩 (즉 일반 산모들이 섭취하는 양의 10배 정도가 되겠습니다) 먹기 시작하여 임신 3개월까지 지속적으로 복용하면 이런 기형을 미리 방지하는데 많은 도움이 됩니다.

임신 중엔 왜 철분 영양제를 꼭 먹어야 할까? 만약 먹지 않으면 아기도 빈혈이 생길까?

임신 중엔 전체적으로 철분이 약 1000mg 정도 임신하지 않을 때보다 필요합니다. 그 이유는 약 300mg 정도는 아기와 태반으로 운반되고 200mg 정도는 자연적으로 배설되어 버리고 나머지 500mg 정도는 임신 중 산모의 혈액이 증가함에 따라 필요하게 되지요.

그런데 아무리 건강한 여성이라도 이 정도의 철분을 미리 몸에 저장하고 있을 수는 없고 또 아무리 음식을 먹는다고 해도 장에서 흡수하는 양은 한정되어 있기 때문에 요구량이 증가한 만큼은 철분제를 따로 먹어 보충을 해주어야 합니다.

　그런데 산모의 몸 속에 철분이 부족하더라도 우선 태아한테로는 필요량만큼은 운반되어 버리기 때문에 아기에겐 빈혈이 생기지 않지만 헤모글로빈 부족으로 산모에겐 빈혈이 생깁니다.

　빈혈을 방지하기 위해 하루 필요한 철분량은 30mg이고 원래 약하거나 쌍둥이를 가진 경우는 하루에 60~100mg까지 증가하고 빈혈이 있는 경우는 하루에 200mg까지도 증량합니다.

임신중 비타민과 무기질이 들어 있는 종합 영양제는 먹으면 안 되는지요?

　일반적으로 임신을 하면 우리 몸에서 필요로 하는 모든 영양소 요구량과 열량은 다소 증가하게 됩니다.

　그러나 이 정도 필요량은 일반적으로 건강하고 규칙적인 식습관을 갖고 있는 경우라면 자연 식품에서 모두 섭취할 수 있기 때문에 영양제까지 따로 먹을 필요가 없습니다(단 철분은 제외).그러나 다음과 같은 경우엔 영양제를 먹는 것이 산모에게 많은 도움이 되겠습니다.

1. 몸이 허약하고 식욕이 적어 음식을 골고루 먹지 못하는 경우
2. 편식이 심한 경우
3. 외식이 잦거나 현재 식생활에서 모든 필요한 비타민과 무기질 등이 골고루 함유 되어 있다는 보장이 어려울 때
4. 입덧이 심한 경우
5. 특히 직장 여성인 경우 바쁜 스케줄로 식사를 제시간에 잘 못할 때는 산모들도 영양제를 먹는 것이 도움이 됩니다.

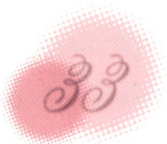

그럼 어떤 영양제를 선택해야 할까요?

영양제를 꼭 먹는 것이 좋겠다고 판단이 되는 경우 가능하면 임신 3개월까지는 피하고 임신 4개월에 접어들면서 먹습니다.

그러나 비타민은 오히려 과량 섭취하면 기형아(특히 비타민 A, 그러나 카로텐은 관계없음)등 여러가지 해로운 작용이 있으므로 성분과 용량을 확인하여야 합니다.

참고로 하루에 임산모가 필요로 하는 각 영양소의 필요량은 다음과 같습니다.

〈임신기간 1일 최소 섭취량〉

지용성 비타민	
A (μg)	800
D (μg)	10
E (mg)	10
K (μg)	65
수용성 비타민	
C (mg)	70
엽산	400
나이아신	17
B_2 (mg)	1.6
Thiamine (mg)	1.2
B_6 (mg)	2.2
B_{12} (μg)	2.2
무기물	
칼슘 (mg)	1200
인 (mg)	1200
요오드 (μg)	175
철 (mg)	30
마그네슘 (mg)	320
아연 (mg)	15

임신중 담배는 정말 유해한가?

확실하게 유해합니다.

임산모가 담배를 피우면 무엇보다도 아기의 체중이 확실히 적은 저체중아나 조산 혹은 아기에게 직접적인 해를 주어서 사지(limb)에 이상을 초래하기도 합니다. 또한 담배에 있는 발암 물질로 인해 출생 후에 담배에 노출되지 않은 아이들보다 더 암 발생률이 더 높다는 것도 요사이 발표되고 있습니다.

본인은 직접 담배를 피우지 않더라도 한편 크기의 공간에서 다른 사람이 1개비의 담배를 피웠을 때 함께 한 시간 있다면 똑같이 1개비의 담배를 피운 것과 같으므로 금연이 이루어지지 않는 곳에서 산모는 오랜 시간 머무르지 않도록 주의합니다.

담배 성분 중 니코틴이 담배의 해로운 작용을 나타내는 주범으로 보는데, 미국 산부인과 의사들은 모든 방법을 시도해서(껌 등) 담배를 끊지 못하는 경우에는 담배를 끊는 약제라도 사용하는 것이 오히려 담배를 계속 피우는 것보다는 낫다고 합니다. 담배를 끊는 약도 상당히 아기에게 해롭지만 담배는 그보다 더 유해하기 때문입니다.

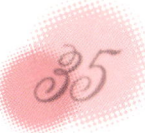

담배를 피우면 왜 아기가 발육이 잘 안 되고 저체중아가 될까?

첫 번째 가장 큰 이유는 엄마의 혈액 속에 산소 대신 일산화 탄소가 증가하게 되고 태반혈관이 수축되어 결국 아기한테 가는 혈액 공급을 나쁘게 하기 때문으로 보고 있습니다.

또 다른 이유는 산모의 식욕 감퇴로 인해 식사는 잘 하지 않으면서 담배만 더 많이 피우기 때문에 영양공급이 잘 안 되어 산모 스스로 체중 증가가 적은 때문도 이유가 됩니다.

임신 중 커피는 정말 해로우며
어떻게 주의해야 하나요?

커피 속의 카페인 성분은 임신중 기형을 초래하지는 않습니다. 대신 하루에 5잔 이상의 커피를 마시게 되면 유산가능성이 높아지는 것은 확실합니다.

따라서 커피는 유산가능성이 많은 임신 12주 즉 3개월까지는 과도하게 마시지 않도록 특히 주의해야 합니다. 그렇다고 임신 3개월 이후에는 마음놓고 마셔도 된다는 것은 아닙니다. 역시 카페인은 세포 분열 과정에 해를 주기 때문에 조산이나 사산가능성이 있으므로 임신 기간 내에는 언제나 주의해야 합니다.

"그러면 5잔 이하의 커피는 마셔도 괜찮습니까?" 최고 커피를 좋아하는 산모들은 얼른 질문 할 수 있습니다. 그러한 산모들에게는 다음과 같은 주의를 해 주고 싶습니다.

즉 유산 가능성이 높은 카페인은 단지 커피에만 있는 것이 아니라는 것입니다. 특히 무카페인 커피에도 양은 비록 적지만 카페인은 여전히 들어 있고 우리가 쉽게 마실 수 있는 음료수나 차에도 카페인은 많이 들어 있습니다. 따라서 5잔 이하의 커피를 마시더라도 다른 카페인이 들어있는 식품을 함께 섭취하다 보면 총 섭취량은 높아질 수밖에 없습니다.

따라서 임신 중 커피를 마셔도 되는가는 그러한 면에서 스스로 판단해 보는 것이 좋겠습니다. 아기에게 조금만 나빠도 아예 멀리 했던 우리 선조들의 전통 태교적 의미를 한 번 생각해 보아야겠지요.

임신 중 카페인 섭취를 줄이기 위한 방법은 무엇일까요?

1. 꼭 한잔 마시고 싶을 때는 함유량이 훨씬 적은 무카페인 커피나 차를 마시고
2. 차를 마실 때는 너무 뜨거운 물에 오래 담가두거나 끓이지 말며
3. 콜라나 기타 음료수에도 카페인이 함유되어 있다는 것을 의식해야 합니다.

   참고로 식품마다 들어 있는 카페인 함유량은 다음과 같습니다.

   인스턴트 커피 (5온스) 40-108

   무카페인 커피(5온스)2-5

   펩시 콜라 38

   코카콜라 46

밀크쵸코렛(1온스)6

차 (5온스)20-50 .... 단위 : mg

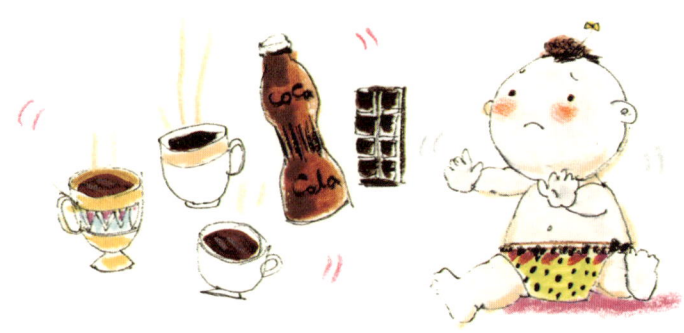

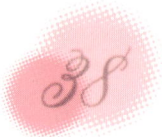

임신 중 두통이 심한 경우도 있습니까?

특별한 원인은 모르지만 임신 중 두통을 호소하는 경우가 꽤 있습니다. 어떤 경우는 두통이 너무 심해서 잠을 잘 수 없을 정도로 심각한 경우도 있습니다. 그러나 대개 임신 5개월이 지나면서 자연히 좋아지는 경우가 많습니다. 그러나 너무 정도가 심할 때는 편두통이나 뇌의 이상 여부 등 전문적인 상담이 필요합니다.

임신 중 술은 절대로 먹으면 안 되는 것일까?

술은 확실하게 태아에게 기형을 초래하는 성분으로 밝혀진 것입니다. 따라서 임신 중 절대적으로 먹으면 안 됩니다. 다행히 임신 전에 아무리 술을 많이 먹었더라도 일단 임신 후부터 끊어 버리면 전혀 나쁜 영향을 주지 않으므로 아기는 안전합니다. 따라서 임신 전과 초기에 임신인 줄 모르고 술을 먹었다고 지나치게 걱정한 나머지 중절수술까지 하려고 고민할 필요는 없습니다.

하루에 매일 약 100g정도의 알코올(맥주 약 650cc, 소주 반 병 정도)을 계속 마시면 틀림없이 아기에게 태아 알코올 증후군이 나타나는데 정신 박약과 소두증, 언어장애, 선천성 심장 기형이나 뇌이상 등을 나타냅니다. 현재 미국에서는 정신 지체아(mental retardation)의 가장 많은 원인이 알코올 때문입니다. 따라서 임신 중엔 절대적으로 술은 금해야 합니다.

임신중 운전을 해도 안전할까요?

안전합니다. 임신 초기와 중기에는 운전 자체가 산모에게 해롭지 않고 또 임신했다고 해서 운전 능력에 영향을 주지도 않기 때문에 안심하고 운전은 하셔도 됩니다.

그러나 임신 말기가 되면 부른 배가 압박을 받을 수도 있고 급정거 시 배를 부딪칠 수도 있으므로 가능하면 운전은 하지 않는 것이 안전합니다.

또 아기에게 갑작스러운 충격을 주지 않도록 안전 벨트를 매는 것이 원칙입니다.

간혹 안전 벨트 자체를 부담스러워하는 산모들이 계시는데 안전 벨트 자체가 아기에게 해로운 압박을 주거나 하는 증거는 전혀 없고 설사 사고 시에라도 벨트를 하는 것이 하지 않았을 때보다 아기나 산모에게 훨씬 더 안전하다는 증거가 많이 있으므로 안전 벨트를 하는 것이 더 좋겠습니다.

임신 중에도 젖이 나올 수 있을까요?

　임신 초기에나 중기에도 젖이 나올 수 있습니다. 따라서 임신중 젖이 나온다고 걱정할 필요는 없습니다.

　임신 중엔 유방을 가볍게 마사지하거나 젖꼭지를 짜야 노르스름한 액체처럼 나오지만 분만할 시기가 가까워지면 우유 같이 진한 흰색으로 가만히 있어도 뚝뚝 떨어질 정도로 나오기도 합니다.

　이것은 출산 직후 풍부한 젖 분비를 위해 젖샘이 이미 상당히 발달하여 젖 분비가 시작되고 있기 때문입니다.

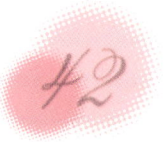

자궁 안에 루프를 끼운 상태에서 임신이 되었다면 어떤 부작용이 있을까?

루프를 끼웠는데도 불구하고 임신을 하게 되면 약 절반 정도의 여성들은 여러 가지 걱정 때문에 유산 수술을 선택하고 절반 정도는 그래도 임신을 유지합니다.

그런데 임신중 그대로 루프를 끼워 두면 자연 유산률이 약 50%이고, 즉시 루프를 빼면 20%에서 유산되므로 임신이 확인되면 즉시 루프를 빼는 것이 유산률이 더 적습니다.

또한 루프를 끼운 채로 임신이 지속되었을 때 조산률이 훨씬 높고 루프로 인해 균이 감염되어 심한 염증까지 초래할 수 있으므로 일단 임신이 되면 즉시 루프를 빼고 관찰 해 보는 것이 좋겠습니다.

특히 루프 중에서도 구리 성분이 있는 루프(copper7)를 끼우고 임신한 경우 혹시 기형아를 초래하지 않을까 하는 걱정들을 많이 하는데 아직까지 그러한 근거는 없습니다.

임신중 정맥이 불거지는 정맥류는
어떻게 관리해야 하나?

임신을 하게 되어 배가 부르면 상당한 무게로 압박을 가하는 상태이므로 양쪽 다리에 혈액을 공급하는 대퇴정맥(femoral vein)에서 혈액 순환이 원활하지 못하여 자꾸 하체의 정맥 내에 피가 고이게 되는데 심하면 정맥이 우둘투둘하게 튀어 나오는 정맥류가 됩니다.

다리뿐 아니라 외음부에도 생깁니다.

일단 모양이 흉하여 산모들이 신경을 많이 쓰게 되는데 심하면 통증을 나타냅니다.

특히 장시간 서 있는 경우 더욱 악화되므로 다리를 올리는 자세로 자주 휴식 등을 취하거나 탄력 스타킹을 신어 줍니다.

혈관 내에 염증까지 생겨 통증이 아주 심한 경우는 수술까지 하는 데 가능하면 분만이 끝난 뒤에 합니다.

임신중 비행기 타는 것은 안전하며 어떠한 점에 신경 써야 하나요?

임신중 비행기 타는 것 자체는 안전합니다. 비행기 타는 것이 유산률을 높인다거나 분만 진통을 유발시키거나 하지는 않기 때문입니다.

그러나 임신 7개월 이상 된 경우 언제라도 자연 진통이 올 수 있음을 염두에 두어야 합니다. 따라서 비행기 여행 자체는 산모에게 안전하다고는 하지만 만약의 경우를 생각해서 임신 7개월 이상 된 경우 지나치게 먼 거리 여행은 피하는 것이 좋겠습니다.

또 낯선 여행지에서 갑자기 분만이 될 수 있는 경우를 생각해서 그 지역의 병원을 자신의 주치의를 통해 미리 소개받아 두는 것도 지혜가 되겠습니다.

외국으로 여행할 경우 미리 비행기 회사에 연락하여 진단서가 필요한지 임신 몇 주까지 탑승이 가능한지 미리 알아보는 것이 좋습니다. 예를 들면 KAL은 8주 이상인 경우, 아시아나는 32주 이상시 진단서를 필요로 하며, 아메리칸 에어라인 경우 예정일 10일 이내와 분만후 1주일 이내에는 탑승이 제한되며, 분만예정일 30일 이내는 진단서를 필요로 합니다. (변동 가능하므로 출발시 각자 재확인 하는 것이 좋겠습니다.)

국내 비행기인 경우 거의 1시간 정도의 거리이므로 크게 문제되지는 않습니다.

임신중 비행기를 탈 때는 어떠한 주의가 필요할까요?

1. 장거리 비행기 여행에서는 최소 한두 시간쯤마다 일어나서 몸을 풀어주고 약간 걸어다니는 것이 좋습니다. 너무 오랫동안 같은 자세로 앉아 있으면 혈액 순환이 나빠지겠지요.
2. 가능하면 산모는 요동이 적은 앞좌석에 앉는 것이 좋습니다.
3. 임신 중에 멀미나 구토가 더 잘 일어날 수 있으므로 식사는 가볍게 하는 것이 좋습니다.
4. 화장실엔 차분히 다녀오는 것이 좋고
5. 시트 벨트는 부른 배 아래로 가볍게 매는 것이 좋습니다.

임신중 목욕탕에서
목욕을 하는 것은 안전할까요?
어떠한 주의가 필요할까요?

　　따뜻한 탕에서의 목욕은 긴장을 풀어줄 수도 있고 혈액 순환을 도와주어 건강에 많은 도움을 줍니다. 특히 임신중 불면증이 있는 경우 잠자리에 들기 직전 따뜻한 탕에서 잠깐 몸을 풀어주면 수면을 취하는 데 도움을 줍니다.

　　그러나 다음과 같은 주의사항은 잘 지켜야 합니다.

　　첫째, 양수가 터졌다거나 출혈이 있다거나 하는 이상 증상이 있을 때는 탕에 들어가면 감염의 위험이 있으므로 절대 안 되겠지요.

　　둘째, 임신 후반기에 접어들면서 배가 많이 불러지면 탕 안에서 자칫 몸의 균형을 잃어 넘어질 수 있으므로 주의해야 하고 바닥에서 미끄러지지 않도록 역시 조심해야겠습니다.

47

산모가 지나치게 뜨거운
물에서 장시간
몸을 담그고 있는 것은 좋지 않습니까?

장시간 동안 뜨거운 탕 안에 있으면 산모의 체온이 지나치게 올라가게 되고 아기한테까지 그 열이 전해져서 나쁜 영향을 줍니다.

고온은 세포 분열에 나쁜 영향을 주어 아기의 뇌에 손상을 주기도 하고 신경관 결손 같은 기형을 초래하는 원인이 됩니다. 따라서 사우나나 고온의 탕에 오래 있는 것은 절대로 금해야 합니다. 특히 목욕 중 술을 약간 마시면 체온 상승의 효과가 더 커지므로 유의해야 합니다.

따라서 목욕은 기본적으로 40℃ 이하의 탕에서 하는 것이 좋고 10분 정도 담근 후 나와 몸을 잠시 식힌 후 다시 탕 안으로 들어가는 방법으로 하면 체온이 지나치게 높아지는 것을 방지할 수 있기 때문에 좋습니다.

산모는 잠을 자거나 쉴 때 반듯이 등을 대고
눕는 것이 나쁘다고 하는데 왜 그렇습니까?
어떻게 눕는 것이 가장 좋습니까?

임신 상태에서 커다랗게 부른 배를 위로하고 누우면 약간 저혈압 증상
이 나타납니다(Supine Hypotension).

커다란 자궁이 하대정맥(inferior vena cava)과 대동맥(aorta)이란 큰 혈
관을 압박하게 되어 혈액 순환을 방해한 결과 심장으로 들어오는 혈량을
줄어들게 하여 혈압이 하강되기 때문입니다. 혈압이 떨
어지면 산모에게는 물론이고 아기한테 혈액 공급이
잘 안 되기 때문에 나쁘겠지요.

따라서 산모는 잠을 자거나 쉴 때는
옆으로 눕는 것이 좋고 그 중에서
도 왼쪽 옆으로 눕는 것이 더 좋
습니다. 왜냐하면 우리 몸의
구조상 하대정맥이 약간 오른
쪽으로 있고 임신중 자궁자체가 직
장과 결장(Rectosigmoid colon) 때문에 약간

오른쪽으로 처져 있기 때문에 오른쪽으로 누우면 왼쪽으로 눕는 것보다는 하대정맥에 더 압박을 줄 수 있기 때문입니다.

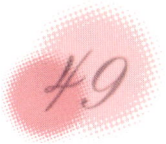

임신중 운동을 하면 어떤 좋은 점이 있습니까?

임신중에도 적당한 운동을 꾸준히 하면 다음과 같은 여러 가지 좋은 점이 있습니다.

첫째, 임신과 출산은 그 자체가 상당한 체력을 요구하는 것이기 때문에 적당한 운동으로 체력과 근육의 힘을 평소 훈련해 두는 것 자체가 건강한 임신과 출산에 도움을 주고

둘째, 지속적인 운동으로 하여금 특히 임신 후반기에 지나친 비만을 방지해 주며

셋째, 출산 후에도 체격을 원상 복귀하는 것이 쉽고

넷째, 운동 후 혈액 순환이 활발해지면 충분한 산소 공급으로 신체 건강상으로도 좋을 뿐 아니라 마음도 상쾌해져서 정신 건강상으로도 좋습니다.

임신중 운동을 할 때는
어떤 주의가 필요할까요?

　최소한 다음과 같은 원칙을 지키면서 운동을 하면 좋습니다.

　첫째, 한 번 할 때 지치도록 하지 말고 짧지만 자주 하는 것이 좋습니다. 가능하면 15-20분을 초과하지 말도록 하고 이중에서도 운동 시작 전후로 5분씩은 서서히 준비운동을 하고 마무리하는데 소요하는 것이 좋습니다.

　둘째, 무슨 운동이건 천천히 리듬감 있고 부드럽게 하는 것이 좋고 격렬하게 하는 것은 피해야 합니다.

　셋째, 운동에 맞는 신발과 복장을 하여 안전에 유의합니다.

　넷째, 너무 덥고 습기가 많은 날은 운동시 체온이 많이 상승할 수 있으므로 피하는 것이 좋습니다.

　다섯째, 운동 중에나 후엔 충분한 수분 섭취를 하는 것이 좋습니다.

　여섯째, 맥박이 일 분에 140회 이상(정상 70~80회 정도) 증가되는 과한 운동은 피해야 합니다.

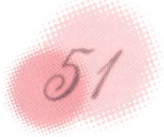

運동 중 산모의 맥박이
140회 이상으로 증가하면
왜 좋지 않습니까?

산모가 격렬한 운동을 한 후 맥박이 증가하면 우선적으로 많은 혈액이, 운동이 활발하게 이루어지고 있는 산모의 근육 조직으로 분배되어집니다. 그 결과 상대적으로 아기한테 가는 혈액량은 줄어들면서 아기 심박동 수가 떨어지는 현상이 나올 수 있기 때문에 산모의 맥박수가 과도하게 증가할 때는 운동을 멈추어야 합니다.

따라서 산모가 이 정도까지 지치도록 운동한다는 것은 바람직하지 않겠습니다.

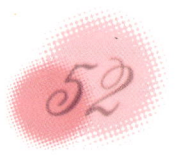

일반 산모가 운동을 하면서 스스로 자신의 맥박을 체크할 수 있을까요?

맥박 재는 것은 다음과 같이 하면 누구나 쉽게 잴 수 있습니다.

초침이 있는 시계를 보면서 맥박이 느껴지는 목의 양옆이나 손목에 장지나 검지 손가락을 대고 초침으로 10초간 뛰는 맥박수를 잰 후 여기에 6을 곱하면 1분에 뛰는 맥박수를 구할 수 있습니다.

정상인은 1분에 평균 70~80회 정도입니다.

그렇다면,
임신중 운동은 어느 정도까지 해도
괜찮을까요?

가벼운 조깅이나 간단한 에어로빅 같은 운동은 임신중에 해도 전혀 위험이 없습니다.

이렇게 꾸준히 운동을 한 산모는 오히려 분만시 진행이 잘 되어 제왕절개하지 않고 순산할 수 있는 확률이 더 높습니다. 태어난 아기의 상태도 더 건강하고 운동을 한다고 해서 자연 유산이 된다거나 하지 않습니다. 간혹 아기 몸무게가 약 300g 정도 적을 수도 있다고 하는데 큰 문제는 안 되겠습니다.

그러나 임신 중독증이나 다태아 임신, 심한 심장질환, 저체중아 같은 경우는 운동을 하지 말고 안정해야 합니다.

운동으로 인해
엄마의 체온이 너무 올라가는 것이
왜 아기에게 좋지 않습니까?

　태아는 고온에 약해서 임신 초기에는 태아의 중추신경에 이상을 일으킬 수 있고 임신 후반기에는 조산을 초래할 수 있는 위험이 있기 때문입니다.

　운동으로 인해 체온이 너무 올라가는 것을 방지하기 위해서는 통풍이 잘 되는 곳에서 옷을 너무 두껍게 입지 말고 하루 중 시원한 아침 저녁을 이용하는 것이 좋습니다. 또한 운동 전후 충분한 수분 특히 물을 많이 먹는 것도 도움이 됩니다.

임신 중 가능하면 운동을 하지 않는 것이 좋은 경우는 언제입니까?

다음과 같은 경우엔 산모들이 운동을 삼가고 안정을 취하는 것이 좋겠습니다.

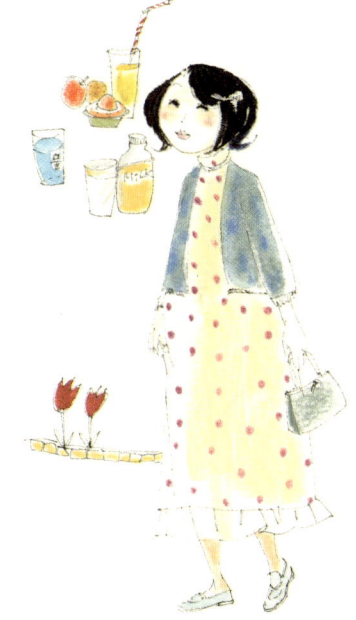

1. 과거 습관성 유산이나 조산한 경력이 있는 경우.
2. 자궁경부 무력증이 의심되는 경우.
3. 쌍둥이 이상의 다태아 임신.
4. 임신 중독증.
5. 심장질환이 있는 경우.
6. 출혈이 있는 경우.

그렇다면 산모들은 구체적으로 어떤 운동이 좋습니까?

임신중 가장 편안하고 많은 산모들이 쉽게 할 수 있는 운동은 걷는 것입니다. 걷는 것은 대부분의 산모들이 가장 쉽고 편안하게 할 수 있는 운동입니다. 부담 없이 아침, 저녁으로 산책을 즐기시고 웬만한 거리는 걸어다니는 것이 좋습니다. 소화기능을 향상시키는 데도 좋고 혈액 순환에도 좋습니다. 특히 걸으면서 심호흡을 복식으로 하면 일석이조의 효과를 얻을 수 있습니다.

수영도 산모들이 많이 하는 운동입니다. 수영을 할 때는 과격하지 않고 산모에게 부담감을 주지 않는 타입의 수영을 하는 것이 좋겠습니다.

그 외 산모들을 위해 특별히 만들어진 에어로빅 체조나 고정된 자전거를 타는 것은 몸의 균형을 잡기 편하기 때문에 좋습니다.

평소에 조깅(달리기)을 많이 하지 않은 경우엔 산모는 언제나 몸의 평형을 잃으면서 넘어 질 수 있는 가능성이 있기 때문에 임신중 달리기를 시작하라고 권하기는 어렵습니다. 그러나 최근에 조깅을 선호하는 산모들이 많이 늘고 있는 실정이고 또 실제로 안전하게 임신 후반기까지도 달리기를 하는 산모들도 많이 있습니다.

수시로 온몸의 긴장을 풀어주는 스트레칭은 간단하면서도 산모들에게 부담도 주지 않으면서 좋은 효과를 얻을 수 있습니다. 목을 돌리거나 발목을 돌리거나 허리를 펴주기, 다리 운동 등 여러 가지 스트레칭을 하루에 조금씩 수시로 하십시오.

또 운동을 하면서 음악까지 함께 들으면 훨씬 좋은 효과를 얻을 수 있겠습니다.

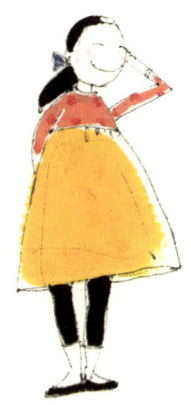

한손을 등에 대고 다른 한 손으로 머리를 살짝 감싼다. 머리를 잡은 손으로 끌어당겨 어깨와 등 부분의 근육이 쫄리도록 한다.

팔을 머리 위로 올려 쪽 편 다음 손가락은 깍지를 낀다. 이 상태에서 상체를 좌우 앞뒤로 천천히 움직인다. 이때 넘어지지 않도록 조심한다.

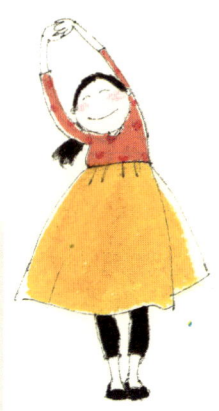

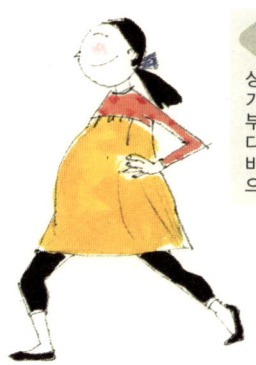

다리를 위로 일자로 벌려 상체를 앞쪽으로 옮기면서 앞다리를 구부리며 뒷다리는 편다. 다리의 위치를 바꿔서 똑같은 방법으로 한다.

서거나 의자에 앉아서 양쪽 다리를 번갈아서 앞으로 곧게 뻗었다 내렸다 한다. 이 운동은 산책 후에 다리의 피로를 풀어준다.

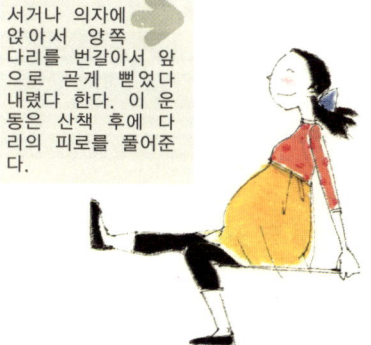

산모들이 절대로 해서는 안 될 운동엔
어떤 것이 있습니까?

　운동 자체가 산모에게 위험 부담을 줄 수 있는 것들로써 수상 스키나 스키, 스쿠버 다이빙, 승마, 기타 과도한 속도와 점프를 하는 구기 운동 등도 피하는 것이 좋습니다.

　또 임신 전에 한 번도 해 보지 않은 운동을 임신중에 새롭게 시작하는 하는 것은 바람직하지 않습니다.

　또 임신 4개월이 지나면 반듯이 등을 대고 누워서 하는 운동은 피해야 합니다. 커다란 자궁이 혈관을 압박하여 혈액 순환을 방해할 수 있기 때문입니다.

임신중 직장생활은
어떤 영향을 주나?

갈수록 여성의 사회 활동은 활발해져가고 있으므로 상당히 많은 여성들이 이러한 문제에 관심을 갖습니다.

많은 통계에 의하면 직장 생활을 하는 여성이 하지 않는 여성보다 똑같은 주수에서 비교해 보면 확실하게 출산한 아기의 몸무게가 150g 내지 400g 정도가 적습니다.

그리고 계속 서서 근무를 해야 하는 직종의 예를 들면 계산원, 은행원, 치과의사 등은 조산할 수 있는 확률이 더 높습니다.

따라서 자신의 직업의 특성에 따라 하루 종일 서 있는 경우는 때때로 앉거나 걷거나 하고 또 하루 종일 돌아다녀야 하는 직업은 그 반대로 안정하며 쉴 수 있도록 해야 겠습니다.

아기가 들어 있는
아기집(자궁)은 얼마나 큰가요?

원래 임신하기 전 여성의 자궁은 그렇게 크지 않습니다. 10cc 정도 채워질 수 있는 둥근 공간이 있는 70g 정도의 여성의 작은 주먹만한 크기에 불과하지요.

그러나 일단 임신을 하게 되면 이 작은 자궁은 무려 500배 내지 1000배나 커져서 5ℓ 이상을 담을 수 있는 놀라우리 만치 커다란 집이 됩니다.

이렇게 커지는 것은 새로운 세포가 추가로 더 만들어진 것이라기 보다는 원래 자궁을 구성하는 근육 세포 자체가 거대하게 커지는 결과로 보고 있습니다. 말이 500배 내지 1000배 이지 참으로 놀랍고 신비로운 생명의 조화 중 하나입니다. 조그마한 자궁을 이렇게 크게 만드는 원동력은 임신 초기 아기가 조그마할 때는 임신중 풍부해지기 시작하는 에스트로겐과 푸로게스트론 호르몬 때문이고 임신 3개월 이후부터는 커지기 시작하는 아기와 태반 등의 무게 자체 때문이 되겠습니다.

자궁이 커지는 부분은 주로 자궁의 제일 윗 부분, 즉 지붕에 해당하는 부위인데 따라서 임신 전엔 자궁의 제일 윗 부분 쪽에 붙어 있던 나팔관이 만삭 때쯤이면 자궁의 중간쯤에 붙어 있습니다.

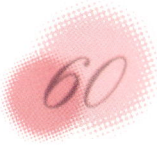

밤에 자는 동안 가끔 다리가 쥐가 나면서
꼬이는 증상으로 놀랄 때가 있는데 어떻게 할까요?

다리에 혈액 순환이 잘 안 된 결과로 설명할 수 있습니다.

특히 직장생활을 하는 여성이나 집안 일이 많은 경우 낮에 장시간 동안 서 있게 되는 수가 많습니다. 이런 경우 아무래도 다리 부분의 혈액 순환이 많이 저하됩니다. 따라서 장시간 서 있는 경우 틈틈이 옆으로 누워서 휴식을 취하는 것이 좋습니다. 반듯이 눕는 것보다는 특히 왼쪽 옆으로 눕는 것이 산모들에겐 혈액 순환에 더 좋습니다. 또한 의복을 너무 조이는 것은 피하는 것이 좋습니다. 다음과 같이 해 보면 효과가 좋습니다.

1. 낮 동안 다리를 적당히 조여 줄 수 있는 스티킹 착용을 하면 다리가 많이 붓는 것이 방지되어 위와 같은 증상 방지에 도움이 됩니다.
2. 따뜻한 물 속에서 목욕하면서 부드럽게 다리를 마사지해 주면 혈액 순환이 좋아져 증상 방지에 좋습니다.
3. 남편이나 가족들이 잠들기 전 다리를 충분히 마사지해 주는 것도 좋습니다.

4. 잘 때는 아주 편안한 옷을 입습니다.

5. 통증이 심하고 잘 풀리지 않으면 아세트아미노펜을 2알 정도 먹으면 도움이 됩니다. 아세트아미노펜은 태아에게 안전한 약입니다.

6. 그래도 상당한 시간 동안 다리가 풀리지 않으면 따뜻한 패드나 더운 찜질을 해주면 대개 좋아집니다.

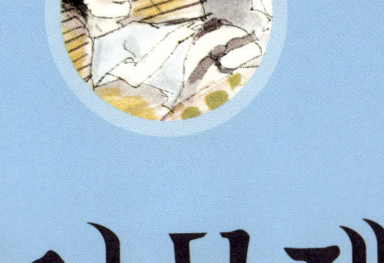

제 4 장

기형아문제

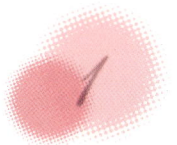

산모들이 가장 걱정하는 것 중 하나는 아기에게
혹시 기형이 있지 않나 하는 두려움입니다.
그렇다면 기형아에 대한 가능성과 산전 진찰을
받음으로써 미리 알아낼 수 있는
확률은 얼마나 됩니까?

현대의학의 눈부신 발달에도 불구하고 아직도 기형아는 신생아의 3~ 5%를 차지하고 있습니다. 그러나 태어난 뒤 상당한 시간이 지나서야 발견되는 기형 즉 정신 박약이나 뇌성 마비, 맹아, 농아 같은 경우까지를 포함한다면 5~6%라는 많은 수효가 나옵니다.

임신 중 초음파와 기형아 검사 등 여러 가지 기형아를 알아내기 위한 검사를 받지만 기형 여부를 미리 100%를 모두 알아낼 수는 없습니다. 기형의 종류가 너무 다양하고 실제로 알기 어려운 경우가 많기 때문입니다. 산전에 기형아를 찾아 낼 수 있는 확률은 약 70~80% 정도로 보고 있습니다. 그러나 기형아라고 하면 무조건 아기를 포기하려고 하는 것은 잘못 된 생각 입니다. 태어나서 전혀 살 수 없는 경우는 어쩔 수 없지만 간단한 수술로써 교정이 가능한 기형도 많기 때문입니다(토순이나 구개열, 선천성 심장 질환 등).

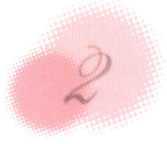

임신중 기형여부를 알아낼 수 있는 검사방법에는 어떤 것들이 있습니까?

임신 초기부터 말기까지의 시기에 따라 아기의 이상 여부를 알아내기 위해 여러 가지를 검사합니다. 태아의 기형유무 문제는 그만큼 중요하기 때문입니다.

가장 먼저 하는 검사로는 임신 초기 기형을 일으킬 수 있는 균의 감염 여부를 보는 것으로 풍진이나 매독 검사를 시행하고 있습니다. 그리고 특별한 과거력이 있는 경우엔 거대세포 바이러스, 톡소플라스마균, 헤르페스균 등에 대한 검사도 하여 감염에 의한 기형 가능성 여부를 상담하게 됩니다.

그리고 가장 많이 알려진 기형아 검사는 임신 15주부터 20주 사이에 간단하게 혈액을 이용하여 이루어지는데 보다 정밀한 유전학적인 검사를 필요로 하는 경우 양수 검사를 하기도 합니다.

또한 산전 진찰 시 수시로 초음파 검사를 통하여 아기 상태를 자주 체크하게 되겠습니다. 특히 임신 12~14주경에 목 뒷덜미의 두께를 재어 보는 것이 (nuchal Translucency)기형아를 진단하는데 상당히 도움이 되기도 합니다. 또 아기의 내부 형태와 구조가 어느 정도 갖추어 지게 되는 임신 5~6개월 경에는 심장의 내부 구조는 물론 머리에서부터 발 끝까지 정밀하게 살펴보는 정밀 초음파 진단을 하게 됩니다.

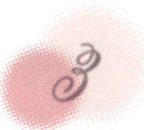

기형아는 왜 생기나요?

대부분 일반인들은 기형아 하면 얼른 집안의 유전적인 내력이나 약물을 잘못 썼거나 하는 것만을 생각합니다.

그러나 이러한 원인 때문에 기형이 생기는 경우는 사실상은 많지 않습니다.

오히려 기형아의 가장 많은 원인은 다인자성으로 그 이유를 명확하게 알 수 없는 경우입니다.

참고로 기형아의 원인을 도표로 표시해 보면 다음과 같습니다.

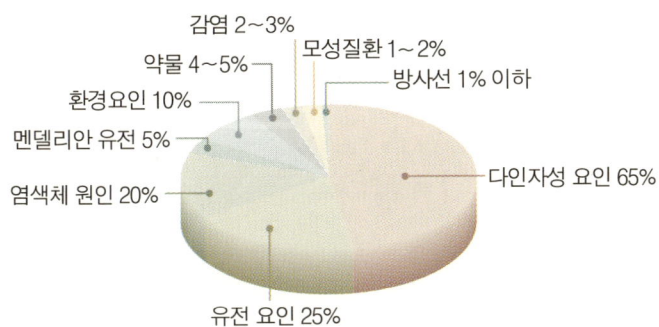

감염 2~3%
약물 4~5%
모성질환 1~2%
환경요인 10%
방사선 1% 이하
멘델리안 유전 5%
다인자성 요인 65%
염색체 원인 20%
유전 요인 25%

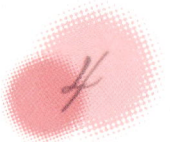

염색체 이상 중 가장 많은
다운증후군이란 무슨 이상입니까?

정상인의 세포핵 속에 들어 있는 염색체 수는 크게 성염색체 2개와 체염색체 44개로(22종류가 각기 2개씩 44개) 합해서 모두 46개입니다. 그런데 다운 증후군의 경우는 21번 염색체가 3개를 갖게 되어 기형이 된 경우입니다.

이 증후군이 산모들에게 관심의 대상이 되는 이유는 정신 박약아 중 35%를 차지하며 신생아 염색체 이상 중 가장 많은 것이 다운 증후군이기 때문입니다.

그런데 산모의 나이가 35세 이상이 되면 다운 증후군의 가능성이 증가하기 때문에 이 연령 이상일 때는 꼭 양수 검사를 하는 것이 좋습니다.

그러나 실제로는 전체 다운증후군의 20%만이 35세 이상의 산모에게서 나타나고 나머지 80%는 35세 이하에서 태어나므로 나이가 젊다고 해서 다운증후군의 가능성을 절대로 소홀히 하면 안 됩니다.

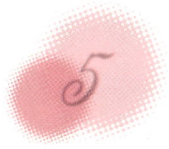

현재 나이가 35세인 산모인데
나이가 많으면
기형아를 낳을 가능성이 많다고 하는데
어떻습니까?

물론 나이가 많으면 다운 증후군 같은 염색체 이상을 비롯해 아기가 여러 가지 문제를 갖고 태어날 확률이 많아지는 것은 사실입니다. 그러나 무엇이든지 긍정적으로 생각하는 것이 좋습니다. 나이가 많다고 해서 무조건 기형아를 낳는다는 것은 아니기 때문입니다.

현재 35세라면 다운 증후군이 생길 확률은 젊었을 때보다 약 4%로 훨씬 증가하지만 상대적으로 건강한 아기를 낳을 확률은 96%가 되며, 당신이 만약 40세라면 다운 증후근 가능성은 7%로 높아지지만, 건강한 아기를 낳을 확률은 93%나 된다는 사실도 알고 있어야 합니다. 따라서 나이가 많은 산모라고 무조건 기형아 가능성에 대해 불안해 하지 마시고 대신 산전관리를 철저히 받으면 되겠습니다.

참고로 산모 나이에 따라 다운 증후군이 생길 수 있는 확률은 다음과 같습니다.

25세 미만 2000:1

25-29세　1800:1

30-34세　900:1

35-39세　300:1

40-44세　150:1

45세 이상　50:1

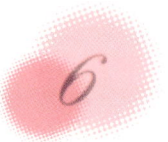

임신 4~5개월 사이에
산모 혈액으로 기형아
검사를 한다는데 이것은 어떠한 검사이며
모든 기형을 다 알 수 있는 검사입니까?

　임신 15~20주 사이에 주로 태아에서 만들어지는 태아 단백(AFP)과 태반에서 만들어지는 호르몬(HCG와 u-E3)를 이용하여 아기 건강상태 및 기형 유무를 알기 위한 검사 방법입니다.

　그러나 이 검사는 태아의 모든 기형을 알아내는 검사는 아닙니다. 신경관 결손이나 염색체 이상 및 아기건강 상태 등의 중요한 몇 가지 이상을 발견해 낼 수 있는 방법인데 그것도 다운 증후군의 경우는 60~65%가 발견 가능하고 신경관 결손은 85~90%가 발견 가능합니다.

따라서 이 검사를 하면 모든 기형을 알아낼 수 있다고 생각하면 잘못된 기대입니다.

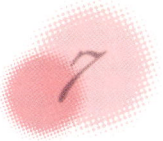

산모의 혈액으로 기형아 검사를 할 때 호르몬 검사를 한
가지만(태아 단백검사) 할 때 보다
두 가지(total HCG 혹은 free 베타 HCG)
혹은 세 가지(total HCG와 uE3)를 할 때는
정확성이 더 좋아집니까?

그렇습니다. 한 가지 검사를 했을 때보다는 세 가지를 검사하게 되면 태아 이상을 검진할 수 있는 확률이 더 증가합니다.

예를 들면 세 가지(triple marker screening) 검사를 사용할 때는 다운 증후군 같은 경우 미리 알아낼 수 있는 검진률을 60~65%로 보고 있는데 한 가지만 한 경우 35~40% 정도로 정확성이 더 떨어집니다.

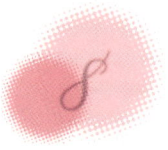

기형아 검사 중 특히 태아 단백 검사가 이상이 있는
것으로 나왔다고 합니다. 어떤 경우에
이렇게 나올 수 있습니까?

　　이상이 있는 것으로 나왔다고 하는 것은 정상 태아 단백수치보다 너무
높거나 낮거나 하다는 것입니다.

　　정상으로 간주되고 있는 중앙값보다 2.5배 이상(2.5MoM) 높게 나왔거
나 아니면 절반(0.5MoM) 이하로 낮게 나왔거나 한 경우입니다.

　　높게 나왔을 때는 아기에게 선천적으로 이상이 있는 경우로 복벽 결손
이나 식도나 장이 막힌 경우, 신장기형, 무뇌아, 다낭신, 신경관 결손 등이
있을 때입니다.

　　혹은 양수 과다증이나 양수 과소증일 때도 모두 증가하고 태아가 저체
중아일 때, 다태아 임신인 경우, 임신 주수가 작게 계산된 경우 등이 되겠
습니다.

　　낮게 나온 경우는 태아 사망인 경우나 염색체 이상(다운 증후군), 임신
주수가 크게 계산되어 버린 경우, 임신 융모막 질환, 산모의 몸무게가 많
을 때 등이 되겠습니다.

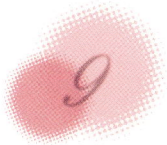

만약 혈액 기형아 검사가 이상으로 나온 경우 어떤 정밀 검사를 받아야 합니까?

이상으로 나왔다고 해서 무조건 정밀검사를 하는 것이 아니고 일단 검사 결과가 정확하게 나왔는지 확인 절차가 필요합니다.

월경 날짜가 맞는지, 몸무게나 나이가 정확하게 기록되었는지, 아니면 당뇨가 있는지(인슐린 의존형일 때는 태아 단백 수치가 20% 정도 낮게 나올 수 있으므로) 혹은 다태아 임신 여부 등을 다시 한 번 확인해야 합니다. 왜냐하면 이러한 것들에 따라 검사결과가 달라질 수 있기 때문입니다.

그런데 만약 여기에 아무런 문제가 없다면 다시 한 번 혈액 검사를 해 보기도 하지만(특히 태아 단백 수치가 유난히 높게 나온 경우) 대개는 바로 정밀 검사(특히 다운증후군 고위험 임신군으로 나온 경우)를 하는 것이 좋습니다.

정밀 검사란 양수검사와 태아 정밀 초음파를 시행하는 것을 말합니다.

혈액을 이용한 기형아 검사에서
이상소견으로 나왔다면
기형아일 가능성이 높다는 것입니까?

그렇지 않습니다. 대개 100명의 산모를 검사했을 때 4~5명 정도가 고위험군으로 나오고, 이러한 고위험군 100명의 산모를 정밀 검사 해 보면 이상 있게 나오는 경우 불과 2~3명 정도입니다. 따라서 결과가 이상소견으로 나왔다고 해서 지나치게 걱정할 필요는 없으며 그 다음 어떻게 해야 할지에 대해서 담당 선생님과 자세한 상담을 하여야 합니다.

검사결과가 이상 있게 나왔다는 것은, 다운증후군의 경우 대개 임신 중기 다운증후군의 발생 위험률을 1대 270으로 보고 이보다 더 발생 확률이 높게 나왔을 때를 말하거나 신경관 결손 기형이 의심스러울 때 혹은 태아 단백 검사가 지나치게 높거나 낮거나 할 때 고위험군 (high risk)으로 판정되는 것입니다.

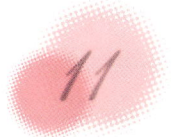

그렇다면 양수 검사는 어떤 검사이며 어떤 경우에 주로 하게 됩니까?

양수검사는 모든 기형아의 약 20% 정도를 차지하고 있는 염색체 이상을 산전에 발견해 내기 위한 검사입니다.

양수 검사를 해야 하는 경우는 앞에서 설명한 바와 같이 혈액 기형아 검사에서 고위험군으로 나온 경우, 혹은 35세 이상의 산모나 과거 원인 불명의 사산이나 기형아 출산 경험이 있는 경우, 또는 부부 중 혹은 근친 중 염색체와 관련된 유전 질환이 있는 경우, 그리고 계속적인 습관성 유산 경력이 있는 경우 등입니다.

또한 아기 건강에 대해 산모가 몹시 불안해하는 경우엔 산전 태아 건강 진단 차원에서도 할 수 있습니다.

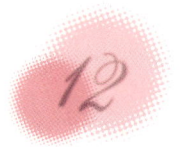

양수검사는 어떻게 하며 많이 아프지 않습니까?

임신 16~18주 경 산모의 복부를 깨끗이 소독한 뒤 아주 가는 바늘을 (22G나 21G) 사용하여 초음파를 보면서 양수가 고여 있는 부위에서 약 20~25cc 정도 양수를 채취하여 염색체 배양을 하는 방법입니다.

일반 산모들은 혹시 검사를 하면서 아기가 다치지 않을까 걱정을 많이 하는데 요사이는 고해상력 초음파를 이용하면 그 성능이 아주 뛰어나 뱃속을 훤히 들여다보고 하기 때문에 아기가 다칠 위험은 거의 없으며 안전합니다.

만약 태반이 복부 쪽을 덮어 가로막고 있는 경우엔 가능하면 태반을 피해서 들어가는 것이 좋고 부득이한 경우엔 태반이 가장 얇은 부위나 시간이 지나면 태반 위치가 바뀌어질 수 있으므로 며칠 지난 후에 하는 것도 방법이 되겠습니다. 가능하면 태반을 뚫지 않는 것이 좋기 때문입니다.

통증은 우리가 배에 주사 한 대를 맞았다고 생각하면 될 정도로 거의 없습니다.

양수는 어떻게 만들어집니까?

대부분의 양수는 아기의 소변으로 만들어지고 약간은 아기 폐에서 분비되는 액체로 만들어 집니다. 그리고 아기가 마시거나 태반 혈관에 의해 흡수되면서 양수가 소실됩니다.

따라서 양수는 한 번 만들어진 것이 언제나 그대로 가만히 있는 것이 아니라 자꾸 새로 만들어지고 또 없어지고 한다고 보면 됩니다.

양수 검사를 하여 양수를 뽑아내면 금방 다시 채워집니까?

그렇습니다. 양수를 뽑아내도 아기가 소변을 누면서 금방 다시 채워지므로 전혀 염려하지 않아도 됩니다. 대개 하루나 이틀이 지나면 대부분 다시 채워지고 일 주일 이내에 완전히 채워지게 되므로 염려하지 않아도 됩니다.

그런데 양수 검사는
산모의 아기에게 위험하지 않습니까?

산모와 가족들이 가장 염려하는 부분입니다.

양수 검사 후 유산률은 약 0.5% 정도로 보고 있습니다. 즉 2백명 중 한 명 정도로 보고 있는데 이것은 양수 검사를 하지 않은 정상적인 산모 대 조군과 비교해 보았을 때 거의 비슷한 확률입니다. 즉 양수 검사 자체로 유산률이 더 많아지지는 않으므로 걱정하지 않는다는 이야기입니다.

실제로 양수검사 후에 유산되는 경우는 태아가 문제가 있거나 허약한 경우일 때 많습니다. 그러나 검사 자체로 인해 염증이 생기지 않도록 최대한 무균 상태에서 검사해야 하고 검사 후에도 며칠간은 항생제를 복용하고 주의 사항에 따르는 것이 안전합니다.

양수가 새거나 질 출혈이 있을 수도 있으나 안정하고 쉬면 대부분 좋아지므로 염려할 필요 없습니다.

융모막 검사란 어떤 검사를 말합니까?

양수검사와 마찬가지로 태아의 염색체 이상 여부를 알아보는 검사로 임신 10~12주 사이에 실시합니다.

양수검사보다 더 빠른 시기에 하기 때문에 아기의 염색체 이상 여부를 더 빨리 알 수 있는 장점이 있는 반면 검사 후 자연 유산될 가능성은 약 1% 정도로 양수검사보다는 더 위험성이 높습니다.

자궁 경부나 복벽을 통해서 미세한 카테타나 바늘을 넣어서 융모막을 채취하는 방법으로 통증은 별로 없습니다.

융모막 검사를 하고 나면 기형아가 생길 수 있습니까?

　확실한 원인은 알 수 없지만 융모막 검사를 한 후 아기의 팔 다리에 기형이 나타나는 경우가 약 1천명당 3명꼴로 보고되어 있습니다.

　그러나 융모막 검사를 임신 10~12주 사이에 하면 그 위험률이 훨씬 줄기 때문에 융모막 검사는 임신 10주 이전에는 가능하면 하지 않는 것이 좋습니다. 그리고 융모막 검사를 한 후에는 팔 다리와 손발에 이상이 없는지 계속적인 관찰과 초음파로 확인해 보아야합니다.

　따라서 융모막 검사는 이러한 문제까지 검사 전에 산모와 가족에게 충분히 설명해 주고 그래도 검사를 하여 얻을 수 있는 정보가 더 유용하다고 판단이 될 때 시행하는 것이 좋습니다.

　그렇지 않으면 조금 더 기다렸다가 양수검사를 하는 것이 더 좋겠습니다.

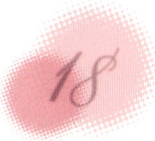

임신 3개월쯤 초음파 소견에서 아기 목이 부어
있으면 기형아 가능성이 많다고 하는데
어떤 경우이며 왜 그렇습니까?

임신 10-14주 때 목뒤의 척추 뼈와 피부 사이의 투명한 피하조직이 3mm 이상으로 부어오른 경우 염색체 이상일 경우가 많은데 특히 다운 증후군의 위험성이 높습니다.

정상 성인에서는 심장이 좋지 않으면 다리가 많이 붓는데 태아에서는 목뒤가 가장 체중이 많이 실리는 부위이므로 다운 증후군이 있을 때 심장이 대개 이상이 있기 때문에 목이 주로 붓는 것으로 보고 있습니다. 또 염색체 이상이 있는 아기들은 정상아보다 움직임이 훨씬 줄어들어 혈액 순환이 잘 안되는데 이것도 부종의 원인 중 하나로 설명될 수 있습니다.

부종은 임신 14주 이상이 되면 림프 순환계가 발달하면서 많이 소실되어 버리므로 임신 12주 전후에 꼭 초음파로 아기 목 부위를 자세히 볼 수 있는 기회를 놓치면 안 됩니다.

임신 초기에 약을
모르고 먹었을 때 기형 가능성은?

    약제에 따라 태아에게 기형아 가능성을 초래할 수 있는 위험도가 높은 약제 혹은 그다지 걱정을 하지 않아도 되는 약제가 있습니다. 따라서 먹은 약의 종류와 시기를 알아서 전문의와 상담을 해야 합니다.

    대개 산모들이 임신 진단을 받기 직전 감기 증상을 많이 느끼는데 이때 감기약을 복용해 버리고 나서 걱정하는 경우가 많습니다. 그러나 임신 주수로 5주까지엔 태아가 외부의 해가 되는 물질에 대해(teratogen) 전혀 영향을 받지 않거나 지나치게 해로운 경우 아예 태아 사망(all ar nothing)이 되어 버리므로 이때 투여된 약물이나 방사선들에 대해서는 오히려 걱정하지 않아도 됩니다.

    대신 임신 5~10주 사이에 대부분의 장기가 형성되므로 이때를 가장 주의해야 합니다.

임신 초기에 엑스레이를 찍었을 때 기형아 가능성은?

엑스레이 촬영은 대개 5라드 이상일 때 기형 발생을 일으킨다고 하는데, 이 양은 실제로 굉장히 많은 양입니다. 그런데 우리들이 진찰 목적으로 찍고 있는 가슴 엑스레이나 배 엑스레이 혹은 심지어 CT 촬영 정도는 아주 소량의 방사선이 나오므로 몇 십장을 찍어야 이 정도의 양이 됩니다. 따라서 엑스레이를 찍었다고 무조건 걱정만 하지 말고 찍은 사진의 종류와 시기 등을 상담하면 되겠습니다.

또한 기형아를 일으키는 원인 중 이러한 약물이나 엑스레이를 찍음으로써 기형아가 생길 확률은 1%이하로 실제로 굉장히 적습니다.

살정제 성분이 들어 있는 피임 질정이나
젤리 혹은 크림 타입의 약제를 사용했는데도
불구하고 임신이 되었다면
기형아 가능성이 많아질까요?

살정제 성분이 있는 피임약들이 기형을 일으키는가 그렇지 않은가에 대해서는 현재 논란의 여지가 많습니다. 그러나 최근 미국 FDA에서는 전혀 무관하다고 발표하였습니다.

따라서 살정제가 있는 피임 약제를 사용했는데도 불구하고 위와 같이 임신되어 버린 경우엔 이 자체만으로는 기형아가 생길 확률은 거의 없다고 생각하고 이 이유 하나만으로 중절수술을 한다거나 할 필요는 없을 것 같습니다.

그러나 이것이 아기에게 좋지 않은 인자인 것은 분명합니다. 따라서 그 자체만으로는 기형을 초래하지 않은 것일지라도 자꾸 이러한 것들이 여러 개 모이게 되면 기형아를 초래할 수 있다고 보아야 합니다. 그러므로 이런 경우엔 임신중 아기에게 나쁜 영향을 주는 또 다른 인자에 노출되지 않도록 보통 산모보다 더 많은 주의를 해야겠지요.

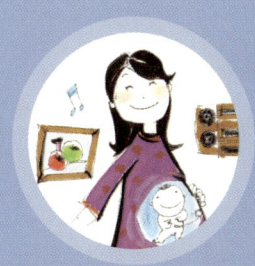

제 5 장　태교

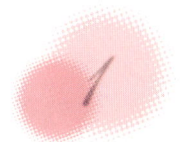

태교 (胎敎)란 무슨 뜻이며 어떠한 의미가 있나요?

말 그대로 임신기간(胎) 중 임산모가 장차 태어날 아기를 위해 자신이 지켜야 할 여러 가지 가르침을 (敎)을 뜻합니다.

이 세상 모든 것은 정성으로 이루어지지 않은 것이 없다고 생각합니다. 인류 역사상 훌륭한 위인들의 뒤엔 반드시 훌륭한 어머니가 있는 경우가 많습니다. 아기를 위한 기가 빠져나간다고 하여 아기가 태어날 때까지 말 한마디 않고 벙어리처럼 살았다는 옛날 우리 선조들의 이야기나 관음경이니 금강경이니 하는 불경을 임신 중 거의 외다시피 하면서 아기를 위해 빌었던 설총의 어머니 요석공주, 혹은 온갖 정성으로 산 속에서 태교를 했다는 공자 어머니의 이야기를 들어보면 그 어머니들의 특별한 정신력과 염원을 엿볼 수 있습니다.

훌륭한 아기가 태어나기 위해서는 우선 아기를 배려하는 어머니의 몸가짐과 마음가짐이 우선 선행되어야 하고 여기에 남편과 가족 모두의 태교가 함께 해야 완전하게 이루어질 수 있습니다. 부모가 임신 기간 중 어떻게 생각하고 행동하고 느끼는가에 따라 태아의 성격과 인품, 두뇌계발 정도에 커다란 영향을 주게 됩니다.

따라서 이렇게 태교하는 마음이 얼마나 중요하다는 것을 깨닫는 것이 태교의 시작이자 끝입니다.

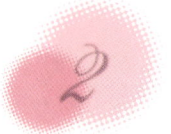

그렇다면 '훌륭한 아기'란 어떠한 아기를 말합니까?

'훌륭한 아기'란 다만 지능이 우수하고 신체적으로 영양이 좋은 아기만을 말하는 것이 아니겠지요. 장차 한 인간으로서의 삶을 훌륭하게 이끌어갈 수 있는 인격과 심성, 정신력을 두루 갖춘 아기를 말하는 것이겠습니다. 자칫 태교를 머리 좋고 재주 좋은 영재를 낳기 위한 방법으로 잘못 오해하는 수가 있는데 이러한 편협 된 사고보다는 두뇌계발(지능지수 IQ)을 포함하여 훌륭한 성품과 인격(감성지수 EQ)와 도덕지수(MQ)를 겸비한 전인 교육의 일환으로 생각하는 것이 바람직합니다.

태어나는 아기가 영어를 잘하는 아기나 천재 음악가가 되라고 외국어

테이프나 클래식 음악 테이프를 복대에 부착한 녹음기로 틀어주는 것은 태교의 근본적인 큰 뜻과 다소 차이가 있는 것 같습니다.

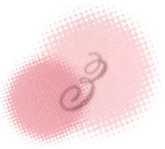

태교를 열심히 하면 정말로 훌륭한 아기가 태어날까?

여기에 대해 이미 분만을 경험했던 약 500명의 여성들을 대상으로 설문조사를 해 놓은 재미있는 연구가 있습니다.

영향이 많다고 보는 경우는 44%, 조금 영향이 있다는 경우가 34.6%, 전혀 관계없는 것 같다는 경우가 7%, 관심이 없어 잘 모르겠다는 경우가 20%였습니다.

절대적으로 영향이 많다고 한 44%중엔 스스로 태교를 열심히 실천하여 좋은 결과를 보았던 여성들과 전혀 태교를 실천하지 않아 실제로 아기를 낳고 나서 후회했던 여성들로 이루어져 있었습니다.

태교로 인해 정말 훌륭한 아기가 태어날까 하는 것은 산모 스스로 마음으로 결정해야 할 문제입니다.

그러나 실제로 태교로 인해 얻을 수 있는 객관적인 효과들은 다음과 같이 확실합니다.

① 우선 임산모 스스로 편안한 마음을 갖으려고 노력하기 때문에
　매사에 이해가 깊어지고 감정적으로 혼란이 적어지며
② 스스로 산모의 건강과 영양관리에 신경을 쓰므로 태아가 좋은
　건강상태로 자랄 수 있게 되며
③ 가족전체가 화목하게 되고 수양하는 마음자세를 갖게 됩니다.

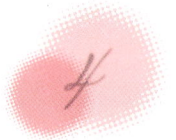

우리나라 전통 태교에는
어떠한 것이 있을까요?

　전통태교란 우리 선조 때부터 대를 물려오면서 임산모들이 지켜야 할
도리를 밝힌 것으로 입으로 전해 내려오는 민속태교까지 합하면 셀수없
이 많겠습니다. 그러나 문헌으로 기록되어 태교에 관해 언급된 것을 보
면 〈태중훈녀〉, 〈동의보감〉, 〈성학집요〉, 〈규합총서〉, 〈내훈〉과 18세기
사주당 이 씨가 쓴 〈태교 신기〉가 있으며 남도 지방에서 유래했다고 볼
수 있는 칠태도(七胎道)가 있습니다.

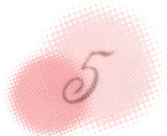

태교 신기(胎敎新記)란 어떠한 책입니까?

　이조 영조시대 실학자 유희 선생의 어머니 사주당 신씨가 태교에 관해 저술한 책입니다.

　사주당 이씨는 전주 이씨의 양반 가문에서 태어나 네 명의 자녀를 잉태하면서 자신의 체험을 바탕으로 아들 유희와 함께 합작으로 이 책을 펴냈다고 합니다.

　이 책이 태교에 관한 책으로는 세계 최초로 보고 있는데 따라서 후손인 우리들은 여기에 대해서 커다란 자부심을 가져야 할 것 같습니다.

　우리 나라에서는 1966년 한글로 처음 번역되어 읽히게 되었고 일본에서는 1932년부터 일본어로 번역하여 많은 임산모가 공부하는 교재로 쓰였다고 합니다. 태교신기는 현재 한글로 번역되어 서적에서 쉽게 구할 수 있습니다.

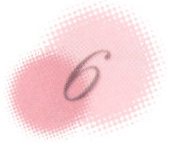

태교신기에 기록되어 있는 구체적인
내용에는 어떠한 것들이 있습니까?

　전체 10장으로 구성된 이 책에는 비유를 들어 태교의 효과를 보여주며, 태교의 법과 태교를 실행하지 않았을 때의 해로움 및 태교의 도리를 밝히고 있습니다.

　특히 부성태교를 강조, 아버지는 몸과 마음을 가지런히 하여 임신 전과 과정에 충분히 도와주어야 하며 "스승의 가르침 10년이 어머니의 태중에서 10개월의 교육만 같지 못하고 모태의 10개월 교육보다는 아버지의 수태당일날 심신상태가 더욱 중요하다"고 했습니다.

　부성태교의 중요성을 일찍이 강조한 지혜에 놀라지 않을 수 없습니다.

　또한 임신부가 보고, 듣고, 느끼고, 행동하는 모든 것이 태아에게 영향을 미치게 되므로 임신 중에 모체가 몸가짐과 행동을 바르게 하여야 훌륭한 인물을 낳을 수 있다고 이릅니다.

　그 옛날에 쓰여져서 현 세대와는 맞지 않는 것도 많지만 지금 현대에서 과학적으로 충분히 증명되는 훌륭한 가르침들도 많이 있습니다. 참고로 바쁘신 분들을 위하여 태교신기에 기록되어 있는 내용 중 몇 가지를 간추려 보았으니 참고하시기 바랍니다.

임신부가 먹어서는 안 될 음식

바르지 않은 모양의 것, 냄새나 색이 나쁜 것, 벌레먹거나 썩어서 떨어진 것, 설익거나 제철이 아닌 과일이나 채소, 날채소, 찬 음식, 우렁, 가재, 비늘 없는 물고기, 메밀, 순무, 복숭아, 개고기, 양의 간, 오리고기, 참새고기, 엿기름, 생강, 말밑조개 등.

임신부가 삼가야 할 행동

탐내거나 부당한 욕심을 부리는 것, 마음 씀씀이가 간사하고 남을 속이는 일, 말할 때 요란스럽게 손짓하는 일, 심하게 화를 내는 일, 남에게 모진 말을 하는 일, 남을 꾸짖거나 헐뜯는 일, 귀엣말, 수다, 웃을 때 잇몸을 드러내는 일 등.

임신부가 근신해야 할 일

너무 배부르게 먹고 음식에 욕심을 부리는 일, 옷을 지나치게 두껍게 입어 몸을 덥게 하는 일, 차거나 더러운 데 등 자리를 가리지 않고 아무 데나 앉는 것, 산과 들에 가는 것, 약을 함부로 먹거나 침·뜸을 함부로 맞는 일, 우물·옛 무덤·옛 사당을 엿보거나 들어가는 것, 자세를 바르게 하지 않고 몸을 기울여 앉는 것, 모로 눕거나 엎드리는 것, 왼쪽에 있는 것을 오른손으로 집거나 오른쪽에 있는 것을 왼손으로 집는 것처럼 몸을 심하게 트는 것, 높은 곳에 있는 물건을 힘들게 내리는 것, 일어선 채로 몸을 구부려 땅의 것을 집는 것, 날씨가 몹시 춥거나 더운 날 낮잠을 자는 것, 해산달에 머리를 감거나 발을 씻는 것 등.

〈동의보감〉에서 가장 중요하게 다룬 임신중 주의사항은 언제나 밝은 마음을 가지고 정신의 안정을 꾀하며 나쁜 음식을 함부로 먹지 말아야 한다는 것입니다. 다음과 같은 내용이 있습니다.

임신 석 달째가 되면 태아에게 "기"가 생기기 때문에 부부가 교합하거나 함부로 약을 먹으면 태아의 '기'가 원활하게 형성되지 않는다.

임신 다섯 달째가 되면 태아에게 '지'가 생기기 때문에 이 시기가 되면 태아는 낮에는 잠에서 깨고 밤이 되면 눈을 감고 잔다. 때문에 엄마가 제멋대로 움직여 자궁 안이 밝았다 어두웠다 하면 태아는 태내에서 규칙적인 리듬을 찾지 못해 성장이 저하되고 정서에도 문제를 일으킨다.

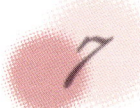

우리나라 전통 태교 중 칠태도 (七胎道)란
무엇을 말합니까?

남도지방에서 유래되었다고 보아지는데 임신 중 산모들이 지켜야할 도리를 말한 것으로 가장 기본적인 도리 세 가지를 삼태도 (三胎道)라고 하여 중류 이하의 일반 가정에서 지켜졌고 여기에 네 가지를 합한 칠태도

(七胎道)는 지체 높은 상류 사회의 집안에서 지켜졌다고 합니다.

내용이 다양하여 우리나라 전통태교 혹은 민속태교의 내용을 거의 짐작할 수 있게 합니다.

남도지방에 구전하는 전통태교 '칠태도법'

제 1도, 임신 중에 해서는 안 될 다섯 가지 금기 사항으로 아기를 낳을 달에는 머리를 감아서는 안 되고 험한 산이나 높은 마루, 바위 또는 제기(祭器)위에 올라가지 않아야 하며 술을 마셔서도 안 되고 무거운 짐을 들어서도 안 되며 위태로운 시냇물도 건너지 말아야 하며 밥을 먹을 때 색다른 맛, 즉 이미(異味)를 금한다는 것입니다.

제 2도, 아기를 가진 엄마는 지나치게 말이 많거나 웃어서도 안 되며 놀라거나 겁을 먹거나, 곡하거나 울어서는 안 된다.

제 3도, 태아를 해치는 살기, 즉 태살(胎殺)이 있는 장소는 피해야 하며 임신 첫 달은 마루, 둘째 달은 창과 문, 셋째 달은 문턱, 넷째 달은 부뚜막, 다섯 째 달은 평상, 여섯 째 달은 곳간, 일곱 째 달은 확돌(절구 비슷한 돌), 여덟 째 달은 측간(화장실), 아홉 째 달은 문방(서재)에 태아를 해치는 기운이 있으니 조심한다.

여기까지가 삼태도이고 다음 네 가지를 합하면 칠태도가 된다.

제 4도, 아기를 가진 엄마는 조용히 앉아서 아름다운 말(미언;美言)을 들으며 성현의 명구를 외며(강서;講書) 시를 읽거나 붓글씨를 쓰며(독서讀書) 품위 있는 음악을 들어야 한다는 것이다.(藝樂) 또 세 가지 행해서는 안 될 것으로 (三不) 나쁜 말은 듣지 말고, 나쁜 일을 보지 말고, 나쁜 생각은 품지도 말라는 것이다.

제 5도, 아기를 가진 엄마는 가로눕지 말고 기대앉지 말고 한쪽으로 기울여도 안 된다.

제 6도, 임신 3개월부터 태아의 기품이 형성되므로 기품이 있는 서상(犀象), 난봉(鸞鳳), 주옥(珠玉), 종고(鐘鼓), 명향(名香)같은 물건을 가까이 두고 감상해야 한다.

소나무에 바람드는 소리 (風入松)를 듣고자 노력하고 매화나 난초의 은근한 향(암향;暗香)을 맡으라.

제 7도, 아기가 생긴 후에는 금욕생활을 해야 한다. 특히 산달에 성교를 하면 아기가 병들거나 일찍 죽는다.

황경진 박사의 예비 엄마를 위한 신태교법 10가지

1. 임신이라는 사실을 기쁘고 감사하게 받아들인다.
   무엇보다도 새 생명을 잉태했다는 사실에 대해 감사를 느끼자.

2. 웬만한 감정적 트러블은 갖지 말도록 하고 주위의 모든 사람들과 화목하게 지낸다.
   엄마의 희로애락의 감정은 그대로 아기에게 전달된다.
   분노나 불만의 호르몬인 카테콜아민은 혈관을 수축시키는 작용으로 아기에게 혈액공급과 영양공급을 방해한다.
   기쁨과 감사의 호르몬 엔돌핀을 많이 만들자.

3. 아기를 위한 명상의 시간을 하루에 단 10분씩이라도 갖는다.
   아무리 일상생활이 바빠도 하루에 단 한번씩 맑은 마음, 고요한 마음으로 아기를 위한 명상시간을 가져보자.

4. 산전 진찰은 정확하고 철저하게 받자.

　산전진찰의 중요성은 아무리 강조해도 지나치지 않다.
　정기적인 검진으로 아기와 산모의 건강체크를 성실하게 받는다.

5. 술, 담배·습관성 약물같이 유해한 것은 절대 금하고
　 기타 나쁜 생활습관은 모두 버린다.

　술, 담배나 습관적인 약물 등 아기에게 조금이라도 해로운 것은
　철저히 금하자. 해로운 것들은 아기 기형이나 지능개발 및 성장의
　저해를 가져온다. 따라서 언제나 건강하고 맑은 마음과 정신을
　유지하도록 하고 부지런하고 규칙적인 생활습관을 갖도록 하자.

6. 많이 걷자.

　산모라고 하여 잠만 자거나 누워 있거나 하는 것은 아주 나쁘다.
　특히 산모들이 가장 편안하고 효과적으로 할 수 있는 운동이
　바로 걷는 것이다.

7. 풍부한 단백질 식품, 철분 ,엽산을 중요시하고 균형 잡힌 식사를 하자.

　태아의 뇌 발달에 중요한 단백질, 빈혈을 방지하기 위한 철분,
　정상 세포분 열에 중요한 엽산을 충분히 섭취하자.

8. 좋은 소리, 좋은 음악, 좋은 향기, 좋은 서적과 예술을 가까이 하는
　 여유를 갖자.

　산모가 평화롭고 맑은 마음을 지니는데 도움이 된다.

9. 복식호흡을 이용한 심호흡을 많이 하도록 하자.

　복식호흡 요령을 익혀 열심히 훈련을 하면 풍부한 산소공급은 물론
　분만시에도 많은 도움이 된다. 산소는 아기의 신진대사를 원활하게
　하는 데 가장 중요한 성분입니다. 따라서 맑은 공기를 자주
　심호흡하면 아기의 신체 및 뇌 발달에 좋다.

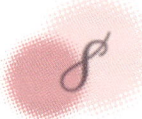

제왕절개 하는 것보다 순산하는 것이
아기의 지능이 더 좋다는 것은 사실일까?

산도(産道)란 아기가 세상으로 나오기 위해 빠져 나오는 길을 말하는
데 엄마의 부드러운 질 속을 말합니다. 평소엔 손가락 서너 개 정도가 겨
우 들어갈 정도밖에 되지 않는 질(膣) 속을 무려 3Kg 안팎이 되는 아기들
이 빠져 나오기 위해서는 상당히 온 몸이 눌리는 압박통을 받으며 힘들게
나오는 길이 되겠습니다.

그러나 이렇게 힘들게 온몸을 눌리면서 나오는 과정이 태아의 뇌의
발달에는 마지막 성숙 마무리를 해주는 데는 매우 중요한 역할을 해줍
니다.

특히 등 부위가 산도 벽에 밀착되면서 많은 자극을 받게 되는데 이것이 뇌의 호흡중추를 자극하여 제왕절개로 태어난 아기들보다 순산한 아기들이 호흡곤란증이 적고 더 크고 시원하게 울음을 터트리고 호흡을 잘할 수 있는 원동력이 되기도 합니다.

아기의 피부 자극이 지능발달에 도움이 된다는 것은 이미 주지의 사실입니다. 엄마의 질 속을 통해 순산할 때는 초산인 경우 최소한 10시간 이상(물론 경산인 경우는 더 짧아지겠지만) 온몸 피부 구석구석을 마음껏 자극 받고 태어나는데 제왕절개로 태어나는 경우는 벼락같이 엄마 뱃속에서 갑자기 밖으로 나와버리기 때문에 피부 자극의 기회가 비교할 수 없을 정도로 적을 수밖에 없습니다. 엄마의 부드러운 질 속 자극이 아니라 소독된 장갑을 낀 의사와 간호사들이 잠깐 꺼내주는 정도의 자극에 불과한 것이겠지요.

이스라엘에서 발표된 통계 중에 자연분만으로 태어난 2만9천136명과 제왕절개술로 태어난 1천335명의 지능지수를 17세 때 비교해 보았더니 자연분만으로 태어난 쪽이 평균 2점 높았다고 합니다.

따라서 순산한 경우와 제왕절개한 경우 태어난 아기들의 지능 차이는 확실하게 과학적인 근거가 있다고 볼 수 있겠습니다.

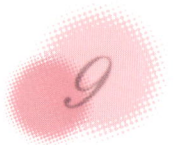

여성의 성격에 따라
아들 딸 낳는 비율이 달라질까요?

여성의 성격이 남성처럼 활발하고 성취욕이 높은 여성은 아들을 많이 낳고 순하고 여린 성격은 딸을 많이 낳는다고 보고된 적이 있습니다.(경향신문 1999년 6월 4일자)

미국 심리학회에서 99년 6월 발표한 보고에 의하면 여성 중에 남성 호르몬인 테스토스테론이 많은 여성은 아들을 많이 낳고 낮은 여성은 딸을 많이 낳는다고 보고했는데 그 예로써 미국 여성 변호사 124명을 소송 전문 변호사와 사무 변호사로 구분하여 이들의 아들 딸 비율을 알아본 결과 공격적인 성향의 소송 변호사는 대개 테스토스테론이 더 높고 아들 비율도 58%로 더 높게 나오고 차분한 성격의 사무 변호사는 44%로 아들이 더 적게 나왔습니다. 또한 미스 아메리카 출신의 예쁜 여성들은 아들과 딸의 비율이 1대 2로 훨씬 적은 결과도 발표했습니다.

이러한 원인은 혈중 높은 테스토스테론으로 인해 여성의 질 내부와 생식기가 알칼리성화 되어 산성에 약한 Y정자가 활발하게 활동성이 증가하고 생존력이 증가된 결과로 보고 있습니다. 물론 일부 학자들은 아직은 이러한 결과만으로 간단하게 결론짓기엔 다소 성급하지 않느냐 하는 이론을 제기하기도 합니다.

남편은 어떻게 태교를 해야 하나요?

태교 신기를 비롯하여 태교에 관한 많은 자료를 보면 남편의 태교의 중요성에 대해 역설해 놓은 부분이 많습니다. 그만큼 남편의 태교가 중요하기 때문입니다. 산모뿐 아니라 남편의 태교 역시 임신 전부터 이루어져야 합니다(임신 12개월의 개념 참고).

첫째, 임신을 하려고 마음을 먹게 되면서부터 남편 역시 미리 규칙적인 생활과 운동을 하여 체력을 단련합니다.

둘째, 술은 절제를 하고 담배는 가능하면 끊는 것이 좋습니다. 간접 흡연 역시 산모에게 해롭고 담배는 좋은 정자를 형성하는 데 나쁜 영향을 줍니다.

셋째, 임신과 태교에 관한 지식과 관심을 갖고 아내와 함께 태교 계획을 세웁니다.

넷째, 아내의 임신 사실에 적극적인 관심을 갖고 사랑을 표현합

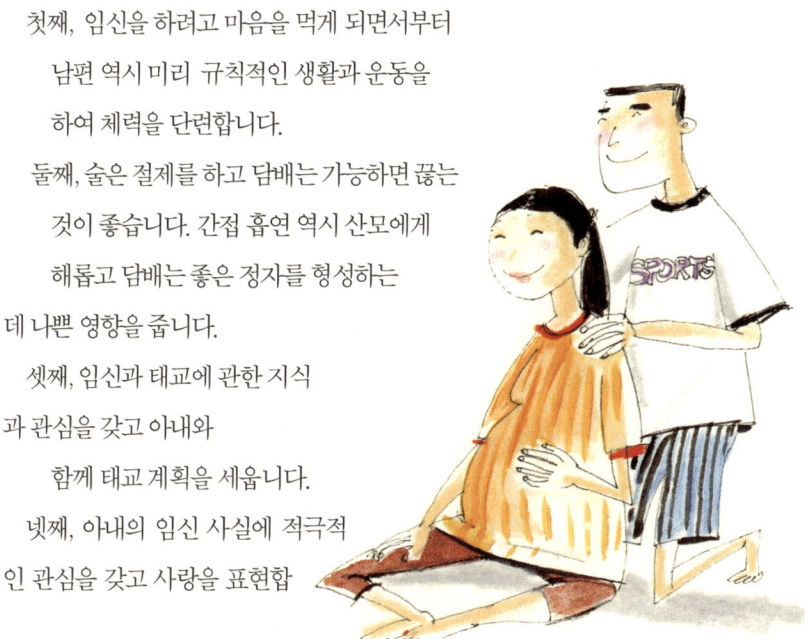

니다.

다섯째, 특히 임신 말기 무렵에는 집에 자주 연락을 하고 빨리 귀가합니다.

여섯째, 무거운 짐이나 힘든 일은 거들어 줍니다.

일곱째, 부부 사이에 감정 충돌이나 의견 충돌이 있어도 이해하는 마음으로 불화하지 않도록 합니다. 부부간의 불화가 태교 시엔 가장 중요한 금기 사항입니다.

여덟째, 좋은 책, 좋은 음악, 좋은 그림을 감상할 수 있도록 배려해 주고 공원이나 호수, 숲 속으로 함께 산책을 하여 충분한 산소와 운동을 하게 해줍니다.

태교란 과연 어느 정도의 정성을 기울여야 합니까?

필자가 참 감명을 받은 한양대 산부인과 박문일 교수님한테 들은 태교에 대한 이야기가 있어 소개합니다.

태교에 대한 책을(은혜로운 만남을 위한 태교; 도서 출판 답게) 저술하신 영진스님이란 분이 태교를 "인삼 키우기"로 비유 한 것입니다.

인삼이 영약(靈藥)인 이유는 인삼을 키울 때의 정성 때문이라고 하는데 아주 흥미롭습니다.

즉 인삼밭으로 선정되면 3년간은 그 땅을 보호하기 위해 아무런 작물도 심지 않고 토양을 휴식시키면서 보양시키고 그리고 그 다음 3년은 여덟 번 내지 열 번 정도 땅을 잘 갈아서 김을 내고 돌을 골라내야 하고 그리고 나서 그 다음에 비로서 씨를 뿌리는데 발아률이 불과 20%밖에 안 된다고 합니다.(신기하게도 이것은 정상 여성들의 임신률 즉 20-25%와 아주 비슷합니다).

또한 발아된 인삼을 재배 할 때는 지붕을 덮어서 직사광선을 피해 주며 갖은 정성을 다해야 비로서 인삼다운 인삼을 제대로 거둬들일 수 있다는 이야기입니다.

태교는 임신하기 전부터 이미 시작되어야 하고 모든 정성을 들여야 한다는 개념까지 함축된 아주 좋은 비유가 아닌가 여겨집니다.

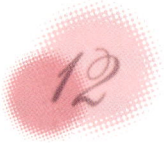

음악은 태교에 도움이 됩니까?

사람의 뇌에는 알파파, 베타파, 델타파, 시타파의 네가지 뇌파가 있다고합니다. 그런데 이 중 뇌가 가장 활성화되어 활발한 작용을 할 때 알파파가 증가하고 이 알파파는 기쁨의 호르몬인 엔돌핀분비를 촉진시켜서 행복감을 주면서 불안감을 없애 줍니다. 인간의 학습능력이나 창조력, 잠재 능력이 가장 활성화되는 것도 역시 이 알파파가 왕성할 때입니다.

그런데 좋은 음악을 들으면 이 알파파가 많이 증가하면서 행복감과 편안함을 느끼게 해 준다는 것입니다. 따라서 요사이 신경과에서는 음악 치료라는 분야가 있습니다.

그러므로 정서적으로 안정되고 행복감을 많이 느껴야 하는 산모에게 음악은 좋은 태교가 될 수 있습니다.

태교 음악은 그러면 어떤 음악을 말합니까?

태교 음악이라고 하여 시중에서 판매되는 많은 상품들을 보면 어떤 기준으로 선정되었는지는 몰라도 거의가 비슷비슷한 음악 모음집입니다. 사람마다 좋아하는 음악이 다르고 음악에 얽힌 특별한 추억들이 각자 있을 텐데 일률적으로 상품화 한 것은 어쩐지 어색하다는 생각입니다. '태교 음악'이라는 분류 자체가 정통 음악사에는 전혀 찾아 볼 수 없는 정체불명의 신종어라는 것이 전문가들의 이야기입니다.

따라서 태교음악이란 구체적으로 말하면 "태교를 위한 음악"을 일컫는것이고 산모 자신이 특별히 좋아하는 음악으로 항상 그 음악을 들었을 때 싶은 사색에 젖을 수 있고 행복감을 느낄 수 있게 된다면 바로 그 음악이 그 산모에게 고유한 태교음악이 될 것입니다. 클라식이든 째즈든 유행가든 그 것은 중요한 문제가 아니겠지요.

또한 넓게 생각하면 바람소리, 물소리, 새소리 등 자연의 소리까지 태교음악의 범주에 넣어도 좋겠습니다.

클라식을 싫어하는 산모가 억지로 아기한테 좋다고 하여 클라식을 들으면서 심리적인 부담감을 느낀다면 그것은 이미 태교를 위한 음악으로서 가치를 상실한 것이지요.

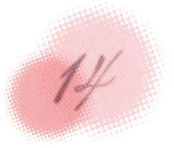

모차르트 음악은
정말 아기 지능을 높여줄까?

　모차르트 음악을 들어야 정말 머리 좋은 아기가 되나요? 하는 질문을 젊은 산모들에게서 심심치 않게 듣습니다. 하고 많은 음악 중에서 모차르트 음악이 천재음악으로 사람들 입에 오르내리게 된 데는 몇 가지 이유가 있습니다.

　첫째는 미국 켈리포니아 대학 신경 생물학 센타의 로셔 박사가 모차르트 음악을 들려주고 나서의 지능검사를 해 보았더니 훨씬 더 결과가 좋았다는 연구결과가 메스컴에 보도된 후 많은 사람들이 흥미를 갖게된 연유입니다.

　둘째는 모차르트 자신이 천재로서 모차르트 음악은 그 구조자체가 완벽하여 정서적인 안정감을 높여주는 효과가 있다는 주장도 있고

　셋째는 임신부의 심장 박동이 가장 아기를 안정시키는데 이것은 4분의 3박자로 왈츠음악에 해당한 다는 것입니다. 따라서 반복적이고 규칙적인 리듬성이 강한 모차르트 음악이 태아를 가장 안정시켜주는 효과가 있기 때문이라는 주장도 있습니다.

　아무튼 '모차르트효과' 에 대해 많은 사람들의 논란과 관심이 많은 것

은 사실이지만 과연 어디까지 확신을 가져야 할지는 아직도 숙제가 되겠습니다.

그러나 모차르트 음악이 아기의 지능을 높여 주니까 억지로 싫은 것을 참고 듣는다는 것은 벌써 태교음악으로서 의미를 상실한 것이 되겠고 모차르트를 정말로 좋아하는 산모라면 많은 과학자들의 주장으로 인해 더욱 이중적 효과를 얻을 수 있겠지요.

산모가 스트레스를 받으면 아기도 영향을 받게 되나요?

사람은 누구나 스트레스를 받아 놀라거나 긴장하게 되면 가슴이 뛰면서 순간 숨이 막히고 얼굴이 창백해집니다. 얼마나 그 정도가 강하고 급하게 나타나는가 따라 증상의 차이는 있을 수 있지만 우리 몸이 나타내는 반응은 대부분 같습니다.

우리가 스트레스를 받으면 순간적으로 아드레날린이란 호르몬이 나오는데 이것은 혈관을 수축시키면서 심박동을 증가시키는 효과가 있습니다. 따라서 산모가 놀라는 일이 있거나 힘든 일로 스트레스를 받는다면 금방 아드레날린이란 호르몬이 증가하게 되고 이 호르몬은 탯줄을 타고 곧장 아기에게 그대로 흘러 들어가게 됩니다. 그 결과 아기에게 가는 혈관이 수축되고 혈액공급이 줄어들면서 결과적으로 아기성장이 안되어 유산 ,조산 ,저체중아로 이어지게 됩니다.

　따라서 산모가 육체적 정신적으로 스트레스를 적게 느낄수 있는 환경에서 생활 할 수 있도록 스스로도 노력하고 무엇보다도 주위 가족들의 따뜻한 배려가 중요하겠습니다.

산모는 스트레스를 어떤 자세로 받아들여야 할까요?

　사람이 살아가는데 스트레스란 전혀 없을 수가 없겠지요. 평탄한 길, 어려운 고갯길, 험한 길이 수시로 나타나는게 우리들의 삶이기 때문입니다.

　따라서 아기를 가진 산모는 어떻게 스트레스를 받아들이냐 하는 자세가 아주 중요합니다.

　참혹했던 6.25를 지내고 출산했던 아기들을 대상으로 정서적으로 신체적으로 차이가 없나를   알기 위해 연구한 보고가 있습니다. 의외로 아기들이 여러 가지 지표에서 큰 차이가 없었고 오히려 좋았다는 것인데 이 때 산모들의 한 가지 특징은 모두가 침착한 성품이었다는 것입니다. 이것은 아무리 심한 스트레스를 받더라도 산모가 이것을 어떻게 이겨내고 받아 들이냐가 중요한 것이라는 것을 보여 주고 있습니다.

참고로 산모들이 스트레스를 이겨 낼 수 있는 방법을 소개합니다. 심성을 수양하는 방법이 되고 임신과 출산을 통해 보다 인간적으로 성숙해질 수 있는 계기가 될수 있습니다.

1. 무엇보다도 감사하는 마음을 갖자.
2. 상대방의 입장을 먼저 생각해 주는 여유를 갖는다.
3. 남의 단점보다는 장점을 더 중요시한다.
4. 명상과 독서, 음악을 통해 심신을 안정시킨다.
5. 하늘과 산 ,바다 등 자연을 가까이 하자.

태아도 보고 듣고 맛을 느끼는 능력이 있습니까?

태아 뇌신경의 기본적인 구조가 임신 24주부터 갖추어 진다고 보고 이이후에는 가능하다고 봅니다. 이것은 여러 가지 연구에서 증명되었던 것입니다. 즉 임신 6-7개월 이후에 엄마의 배에 환한 빛을 주면 아기가 움직임을 보여주고 임신 말기에 아기의 건강 상태를 보는 비수축성 검사를 할 때 너무 잠을 자고 있어 전혀 움직임이 없을 때는 엄마 배 가까이에서 큰 소리를 내면 아기가 깨어 움직입니다.

또한 쓴맛과 단맛에 따라 태아의 반응이 다르게 나타났다는 연구도 있습니다.

또 임신 중 산모가 열심히 들었던 음악에 대해서나 엄마의 심박동 소리를 들려주면 나중에 아기가 훨씬 안정하고 기분 좋은 반응을 보이더라는 보고 등이 모두 태아는 오감 (五感)을 가진 생명체라는 증거가 되겠습니다.

따라서 우리 전통 태교에서 "뱃속 아기가 듣는다"고 하여 나쁜 말을 함부로 못하게 하고 혹은 산모의 삼불(三不)이라고 하여 '좋지 않은 것은 보지도 듣지도 말하지도 말라' 는 가르침 등이 너무나 과학적이라는 것을 알 수 있습니다.

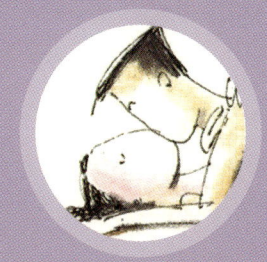

제 6 장 SEX

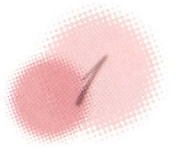

임신중 성교는
언제까지 가능하며 혹시 유산이나
조산을 초래할 위험성은 없을까?

꼭 언제까지 해야 하고 안 해야 하고 하는 금기는 없고 산모의 건강 상태와 부부의 성에 대한 욕구에 따라 적절히 조절하면 됩니다.

그러나 대개의 경우 출산을 앞둔 한 달까지, 즉 36주까지는 부담없이 부부가 성을 즐겨도 전혀 문제가 되지 않습니다. 그렇다고 해서 마지막 달엔 절대로 성교를 해서는 안 된다는 법은 없습니다. 실제로 분만 직전까지도 아무 문제 없이 성을 즐기는 부부도 많습니다. 그러나 아무래도 배가 많이 불러 있기 때문에 제약을 많이 받기 때문에 일반적으로 성교의 횟수가 적어지는 경향이 많습니다.

그러나 만약 유산기 혹은 조산기에 있는 경우나 습관성 유산 경력이 있는 경우는 피하는 것이 원칙입니다.

오르가슴이 일어날 때나 성교 중 유두를 자극하거나 하면 자궁이 딱딱하게 수축하는데 그렇다고 해서 이것이 바로 진통을 일으키거나 자궁 문이 열리게 하지는 않습니다. 따라서 건강한 부부는 성교로 인해 혹은 유두의 자극으로 인해 조산이 되지 않을까 하는 걱정을 할 필요는 없습니다. 그러나 만약 진통이 실제로 시작된 경우엔 성교로 인한 오르가슴은 분만과정을 더 빨리 진행시킬 수 있습니다.

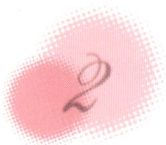

임신중 성교로 인해 아기가 짓눌리거나 균이 내부로 들어가지나 않을까 하는 걱정은 옳은 일일까?

상담을 하다보면 이런 염려를 하는 젊은 부부들이 꽤 있습니다. 그리고 이러한 걱정을 한다는 것은 얼마든지 당연한 것이기도 합니다.

그러나 아기는 실제로 그렇게 무방비 상태로 있지 않기 때문에 이러한 염려는 하지 않아도 됩니다.

그 이유는 아기를 둘러싸고 있는 양수가 탄력 있는 쿠션처럼 아기를 보호해 주고 있기 때문입니다. 물이 아기를 보호하고 있다는 것은 아주 놀라운 신비 중의 하나입니다.

임신모가 사고로 인해 높은 곳에서 떨어져 중상을 입은 경우에도 아기는 아주 건강한 경우가 실제로 많습니다.

또한 건강한 부부의 성교 자체는 절대로 균이 들어가는 행위가 아닙니다. 그러나 성교 전 부부가 손과 발, 몸을 깨끗하게 씻는 것은 물론 기본이 되겠습니다.

그리고 특정 질환이나 성병에 감염된 경우엔 아기에게 그대로 옮길 수 있으므로 의심 가는 증상이 있을 때는 즉시 진료를 받아야 합니다.

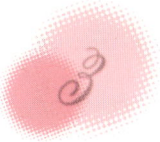

임신 중엔
어떤 성교 체위가 좋을까요?

임신 초기나 중기에는 비임신 시와 같이 체위에 특별한 문제는 없습니다. 그러나 임신 7개월 이후 배가 꽤 불러지기 시작하면 절대로 남편의 전 체중을 배 위로 실으면 안 됩니다. 남편의 양팔을 이용하여 몸무게 일부를 지탱하든지 아니면 체중이 실리지 않는 다른 체위로 하여 배에 부담을 주지 않아야 합니다. 양수 조기 파막으로 인한 조산 가능성이 있기 때문입니다.

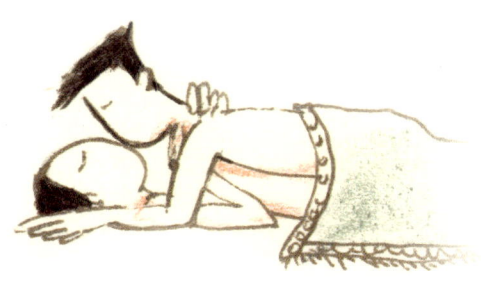

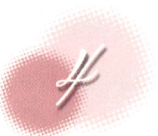

흔히 임신 중엔 남편들의 성에 대한 흥미나 성욕이
여성에 비해 많이 줄어드는 경향이 있습니다.
어떤 이유에서일까요?

첫째, 가장 큰 원인은 성교를 함으로써 아기가 다치거나 유산 혹은 조
산되지 않을까 하는 걱정 때문입니다. 그러나 성교로 인해 아기는 절대로
다치지 않습니다. 아기는 쿠션 좋고 든든한 양수 속에 안전하게 자리잡고

있어서 웬만한 충격에도 전혀 끄떡하지 않기 때문입니다.

둘째, 임신으로 지치고 피곤해 있는 아내에게 성교로 인한 부담을 주지 않으려는 배려가 무의식적으로 성욕 감소로 이어지기도 합니다. 그러나 성교란 서로의 사랑을 확인할 수 있는 무척 소중한 시간이란 점에서 볼 때 반드시 아내에게 부담을 준다고만 생각하면 안 되겠습니다.

셋째, 무의식적으로 남성들은 배가 불러 가는 아내에게서 '자신의 여자(girl)'라는 생각과 '모성(mother)'의 이미지를 동시에 가질 수 있습니다.

'자신의 어머니'에 대한 성적인 금기의식이 임신한 아내에게 자신도 모르게 그대로 옮겨지는 심리적인 이중성이 모르는 사이 성욕을 저하시킬 수 있다는 것입니다. 그러나 대개의 남성들은 이러한 무의식적인 요소가 자신도 모르게 작용하고 있다는 것을 전혀 깨닫지 못하지요.

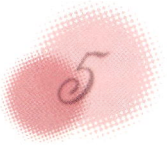

임신 자체의
축복과 아름다움을 즐길 수 있는
생활의 지혜에는 어떤 것이 있을까요?

요즘처럼 다산(多産)하지 않는 시대에서는 여성이 임신하여 배가 불러 있는 시기는 일생에서 몇 해 되지 않습니다.

그리고 이러한 시절은 자신의 일생 중 가장 젊고 아름다운 시절일 것입니다. 그런데 상당 수의 여성들은 이러한 귀중한 시절을 오히려 힘들고 부담스러운 시간으로 지내는 경우가 많습니다.

그러나 여성들은 임신을 하면 에스트로겐을 비롯한 여러 가지 풍부한 호르몬의 분비로 인해 피부가 굉장히 예뻐지고 맑아집니다. 따라서 자신의 아름다움을 스스로 누려보는 지혜를 가져 보세요.

임신하지 않았을 때보다 더 비싼 돈을 투자해서 아름다운 임신복도 입어 보고 한껏 멋을 부리면서 남편과 함께 외출해 보세요. 남편은 풍만해진 당신에게서 오히려 새롭고 성숙한 매력을 느낄 것입니다.

배부른 모습으로 여러 가지 포즈를 취하면서 기념사진도 많이 찍어 둡시다.

출산을 하고 나면 당신의 배부른 모습은 이 세상 어디에서도 다시는 찾아 볼 수 없기 때문입니다. 나중에 아기한테 사진을 보여 주면서 "이 뱃속에 네가 있었다"라고 설명해 주면 아기는 얼마나 기뻐하고 행복해 하겠습니까.

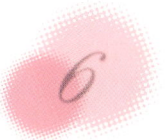

임신중 여성의
성에 대한 욕구를 저하시킬 수 있는
요인은 무엇일까요?

우선 임신으로 인한 육체적인 피곤함과 불편함 혹은 입덧으로 인한 식욕 부진이나 구토 등으로 인해 성적인 욕구가 저하될 수 있습니다.

또한 한 여성(sexual self)으로서 갖는 본능적인 성적 욕망과 어머니(mother image)로서 갖는 모성 사이에서 오는 정신적인 갈등이 성욕을 많이 저하시키고, 임신 후반기에 접어들면 산모들의 모든 관심사는 출산과 양육에 쏠려 버리기 때문에 성생활에 대한 흥미를 느낄 만한 정신적인 여유가 없어져 버리는 경우가 많습니다.

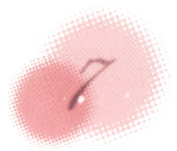

임신중 상당수의 여성들은
성적인 면에서 자신감을 많이 잃을 수 있는데
어떤 심리적인 이유일까요?

임신중 여성은 살찌고 배나온 모습으로 변화한 자신의 모습에 대해 스스로 생소해지고 어색해집니다. 또한 자신의 변화한 모습으로 인해 남편에게 성적인 매력을 잃어버릴지도 모른다는 불안감과 스스로 비만 여성이 되지 않을까 하는 걱정이 은연중 자리 잡기 시작합니다.

특히 임신 9개월이나 10개월이 되면 배가 더욱 불러지고 게다가 피부가 벌겋게 트면서 갈라지기 시작하는 경우엔 이러한 느낌이 더욱 강해질 수 있지요.

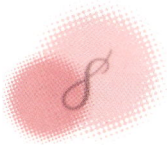

어떠한 노력으로 이러한 부정적인 느낌들을 극복할 수 있을까요?

임신한 여성의 특유한 아름다움에 대해 스스로 자신감을 가져야 합니다. 유명한 화가나 디자이너 중에는 오로지 임신한 여성만을 모델로 하는 이들도 있습니다. 임신한 여성의 풍만한 모습은 나름대로 생명감을 느끼게 해주는 독특한 미가 있기 때문일 것입니다.

둥글게 배가 불러 가는 여성의 모습은 무엇하고도 바꿀 수 없는 귀중한 아름다움입니다.

또한 배부른 자신의 모습을 다른 사람들이 흉하다고 보지 않을까 하는 생각은 오직 자신의 긍정적이지 못한 사고 방식 때문입니다. 그 누구도 그렇게 생각하지 않습니다.

특히 남편들은 절대로 당신의 배부른 모습 자체를 매력 없다고 느끼지 않습니다. 당신의 생각일 뿐입니다.

임신한 여성 스스로가 자신을 어떻게 생각하고 느끼느냐에 따라 모든 것은 완전히 달라집니다.

9

임신중 성관계 후에 출혈이 묻어 나오는 경우는
어떤 경우이며
혹시 위험한 경우가 많습니까?

많은 산모들이 출혈이 있으면 굉장히 놀라고 걱정을 합니다.

그러나 지나치게 염려할 필요는 없습니다. 왜냐하면 대개의 경우 마찰에 의한 단순한 출혈이 많기 때문입니다. 임신 중엔 자궁 입구는 평상시보다 훨씬 부드러워지고 많은 혈관들이 분포하게 되므로 성관계 후 약간의 출혈이 있을 수 있습니다. 아주 약한 모세 혈관의 출혈에 의한 경우가 많으므로 코피가 나온 것처럼 바로 좋아집니다.

따라서 임신 중엔 성관계시 지나치게 깊숙이 삽입하는 것을 피하는 것이 좋습니다.

그러나 출혈이 있을 때는 꼭 의사 선생님과의 상담이 필요합니다. 유산의 가능성이나 자궁 경부암 검사는 꼭 확인해야 하기 때문입니다.

그러나 임신중 성교는
임신이 아닌 평상시보다 많은 주의를 요합니다.
어떤 점에서 신경 써야 할까요?

1. 남성 상위체위 시 남편의 전 무게가 여성에게 실리지 않도록
   합니다. 따라서 팔로 몸을 부분적으로 지탱하든지 약간 옆으로
   눕든지 하여 부른 배 위로 압박감을 무리하게 가하지 않도록 해야
   합니다. 무리한 남성 상위체위로 인한 조기 양수 파열 가능성이
   그렇지 않은 경우에 비해 약 2배정도 높습니다.

2. 입으로 성기를 애무하는 경우 외부에서 공기가 질내부로 들어갈
   수 있는데 이때 공기 색전증(air embolsm)이나 태반 조기 박리 등의
   아주 응급위험 상황도 생길 수 있으므로 너무 과격한 행위를 하지
   않도록 각별히 주의해야 합니다.

3. 유산기나 조산기가 있거나 출혈이 있을 때 혹은 양수가 터졌을 때나
   배에서 통증이 있을 때는 절대로 성관계를 가지면 안되겠습니다.

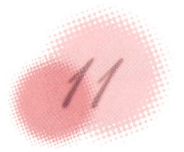

분만 후 정상적인 성생활은
언제쯤에나 가능할까요?

개인적인 차이가 있기 때문에 어느 때부터라고 꼭 단정할 수는 없지만 출산 후 출혈이나 염증 가능성 또는 봉합된 회음부가 터져버릴 수도 있으므로 최소 3~4주는 지나야 성관계가 가능하다고 봅니다.

그러나 한 보고에 따르면 35%의 부부가 출산 후 6주가 지난 뒤에 성생활을 시작했는데도 이 중 40%가 아직도 통증과 불편함을 호소했다고 합니다.

그렇다고 출산 후의 성생활에 언제까지나 무관심해서는 안 됩니다. 임신후반기부터 저하된 성생활 정도가 자칫하면 출산 후 1년까지도 지속될 수 있기 때문입니다.

특히 모유를 먹이는 경우 뇌하수체에서 에스트로겐 호르몬 분비가 억제되기 때문에 질점막이 다소 위축되고 분비물이 감소하게 되어 성교통을 유발할 수 있기 때문에 성교 시 젤이나 오일 등을 사용하면 도움이 되겠습니다.

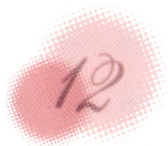

임신중 자칫 무관심해지기 쉬운 성적인 관심과
욕구는 어떻게 하면 좀 더 증가시킬 수 있을까?

　　임신으로 인한 정신적, 육체적인 부담감과 피곤함이 자칫 임신중 성생활을 전혀 무관심하게 만들 수 있습니다. 성은 서로 상대적인 것이어서 아내의 감정은 그대로 남편에게 전달되게 마련입니다.

　　우선 무엇보다도 중요한 것은 부부가 성(性)에 대해 무관심하면 그만큼 삶의 질이 낮아진다는 의식을 가져야겠지요.

　　그러면 자연히, 때로 섹시한 이브닝 드레스를 입어 본다든지 잔잔하고 로맨틱한 음악과 은은한 향기가 나는 침실을 연출해 본다든지, 성감을 자극할 수 있는 책이나 영화를 함께 본다든지 하는 성생활을 위한 크고 작은 많은 센스들이 나오겠지요.

　　성이란 서로를 채워줄 수 있는 가장 소중한 것이기 때문에 언제나 소홀히 하면 안 되겠습니다.

출산 후 성생활이 활발하지 않고 저하되는 이유는 무엇일까요?

출산 후엔 대부분 부부 성생활이 다소 저하되는 경우가 많습니다. 분만 직후 물론 심신이 불편하기 때문이지만 성생활이 가능한 2~3개월이 훨씬 지나도 이러한 경우가 많습니다.

출산 후 성생활이 저하되는 원인은 우선 임신이 바로 되면 어쩌나 하는 걱정과 회음부 상처를 다치게 하거나 아프게 하지 않을까 하는 불안, 그리고 옆에서 자고 있는 아기가 깨지나 않을까 하는 염려 등 때문입니다.

그러나 출산을 하고 나면 대부분의 여성들은 성감이 더 발달되면서 성숙해지는 경향이 많습니다. 따라서 출산 후 이러한 문제를 슬기롭게 넘기면 훨씬 풍요롭고 만족스러운 성생활을 누릴 수 있습니다.

임신중 여성들은
남편이 자신에게 다소 무관심하다고
느낄 수 있는데 왜 그럴까요?

임신중 하루가 다르게 변화해 가는 아내를 보면서 그동안 자신이 익숙해져 있던 '자기 여자'에 대한 이미지가 상당히 달라져 간다고 보아야 합니다. 배가 불러지고 유방이 커지면서 몸 자체가 거대해지는 변화들이 남편한테는 다소 생소해질 수 있습니다.

따라서 임신중 아내들은 남편이 왠지 모르게 자신에게 무관심하여 혹시 사랑이 변하지 않았나 하고 상심해 하는 경우도 있는데 변화해 가는 아내의 모습에 천천히 익숙해지고 적응해 갈 수 있는 시간이 남편에게도 필요하겠습니다.

임신중 남편들이
가끔 성적으로 무력감과 소외감을
가질 수 있는 원인은 무엇입니까?

임신중 풍부한 혈액 공급과 분비물이 많아진 질벽에 대해 이질감과 당혹감을 가질 수 있습니다. 또한 아내가 임신중 풍부해진 성감으로 임신 전보다 훨씬 욕구도 많아지고 극치감에 쉽게 도달하는 것을 보면서 혹시 자신이 아내를 충분히 만족시켜 주지 못하지나 않을까 하는 불안감을 느낄 수 있습니다.

그리고 여성의 모든 사랑과 관심이 뱃속의 아기한테만 집중되어 자신이 밀려났다는 느낌을 받을 수도 있습니다.

따라서 아기만이 사랑의 전부가 아니고 남편 역시 귀중하고 변함 없는 사랑이라는 것을 남편에게 수시로 표현해 주고 배려해 주는 마음을 잊어서는 안 되겠습니다.

여성이 임신을 하면 성감(eroticism)은 훨씬
풍부해진다고 합니다. 어떤 연유로 인해서일까요?

임신으로 인한 정신적, 육체적인 피로감에도 불구하고 임신 중 여성의
성감 자체는 매우 발달하고 예민해집니다.

이러한 현상은 다음의 몇 가지 이유로 설명할 수 있습니다.

첫째는, 임신한 여성의 몸 자체는 흥미롭게도 성적(性的)으로 자극을
받게 된 상태와 아주 비슷합니다. 우선 임신중 매우 풍부해진 에스트로겐
이나 기타 스테로이드 호르몬 분비 상태가 그렇고 유방이나 여성의 성기
자체가 혈액 공급이 풍부해져 충혈된 상태로 부어오르기도 합니다. 따라
서 약간의 성적인 자극에도 쉽게 극치감을 느낄 수가 있습니다.

이런 까닭으로 평소에 전혀 성감을 몰랐다가 임신중에야 비로소 오르
가슴을 처음으로 느끼게 된 여성도 있고 한 번 성교 시에 여러 번 오르가
슴을(multiorgasmic) 풍부하게 느끼게 되는 경우도 있습니다.

둘째는, 혈액 순환이 풍부해진 결과 질 분비가 늘어나면서 질 내부의
윤활 효과가 좋아지면서 훨씬 매끄러워집니다.

셋째는, 충혈되어 약간 부어오른 질벽은 여성의 성에 대한 욕구(sexual
drive) 자체를 매우 증가시켜 줍니다. 특히 이러한 현상은 임신 중반기 때

강해지는데 어떤 경우는 이러한 욕구가 자신도 놀랄 만큼 강렬해져서 혹시 이상 현상이 아닌가 혹은 남편이 자신을 이상하게 생각하지나 않을까 하여 홀로 걱정하는 경우도 있습니다.

그러나 이것은 아주 자연스러운 현상이므로 자신의 배우자에게 솔직하게 자신의 느낌을 그대로 표현하여 서로의 욕구를 충족하면서 함께 공유하는 것이 좋겠지요.

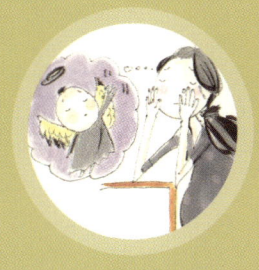

제 7 장 고위험
임신

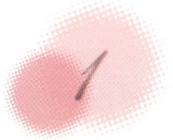

일반적으로 고위험 임신 (high risk)이란 어떤 경우를 말합니까?

고위험 임신이란 굉장히 광범위한 뜻의 말입니다. 그러나 임신과 출산 과정 중 자칫하면 산모와 아기의 생명에 위협을 줄 수 있는 가능성이 높은 모든 경우를 가르친다고 생각하면 되겠습니다. 따라서 이러한 고위험 임신인 경우엔 보다 철저한 산전관리가 필요하게 되겠습니다.

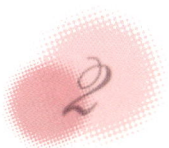

그렇다면 고위험 임신은 구체적으로 어떤 경우가 될까요?

크게 의학적인 요소, 사회 경제적인 요소, 인구학적인 요소에서 문제가 되는 세 가지로 나눌 수 있습니다.

첫째, 의학적으로는 산모가 고혈압이나 당뇨, 기타 폐나 간장에 내과적인 질환을 갖고 있어 병약한 상태이거나 현재 임신중 태반의 위치나 상태에 문제가 있거나 양수량이 적거나 아기가 저체중아로 잘 자라지 않거나 혹은 쌍둥이 임신이나 중독증의 경우 등이 고위험임신 범주에 들어갑니다. 과거 산과 경력 중 조산이나 사산을 했던 경우도 역시 고위험 임신 범주에 속한다고 볼 수 있습니다.

둘째, 사회 경제적으로 어려운 경우에 고위험 임신률이 더 많은데 이것은 열악한 주거환경, 비위생적이고 불량한 영양상태 때문이 되겠습니다. 후진국에서 선진국보다 고위험 임신이 더 많습니다.

셋째, 인구학적으로는 10대나 미혼모의 경우 극심한 정신적 불안감과 산전진찰을 제대로 받지 못함으로써 위험도가 증가하고 역시 35세 이상의 고령의 산모도 주의를 요합니다.

또 산모의 키가 150cm 이하로 너무 적은 경우나 몸무게가 너무 적거나 비만인 경우도 고위험 임신이 많습니다.

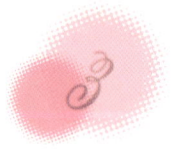

고위험 임신 이라고 판단한 경우엔
아기와 산모를 위해 어떤 검사가 필요하나요?

일단 가장 간단하고 중요한 것은 규칙적인 산전진찰입니다.

산전 진찰을 하면 자연히 혈압이나 빈혈, 당뇨유무, 간 기능, 신장 기능 등 기본적인 건강상태를 알 수 있게 되고 초음파를 이용하여 아기의 발육 상태나 맥박상태, 태반 위치 등에 대한 자세한 정보를 알 수 있게 되기 때문입니다.

그러나 고위험 임신인 경우엔 이러한 기본적인 검사 외에 임신 32-34주, 즉 임신 8개월에 접어들면서부터 매주 한 번씩 비수축성검사(non stress test)라고 하여 아기의 움직이는 상태와 아기맥박 상태를 보는 검사를 합니다. (정상 산모는 대개 임신 36주 때부터 이 검사를 합니다.) 더 주의를 요하는 경우엔 이보다 더 빠른 임신 26-28주, 즉 임신 6개월부터 이 검사를 받습니다.

만약 이 검사 결과가 애매한 경우엔 수축 검사(contracrion test)나 생리학적 (biophyssical test)검사 등 더 정밀한 검사를 받아야 합니다.

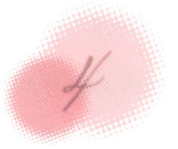

비수축성 검사(nonstress test)란 구체적으로 어떻게 하는 것입니까?

자궁수축이 없는 상태에서 태동에 따른 심장박동수의 변화를 보는 방법입니다. 약 20-30분 정도 누워서 아기가 움직일 때 아기의 심장 박동

수를 그래프로 확인 해 보는 것입니다.

특별히 아무 이상이 없는 경우일지라도 임신 36주가 되면 매주 한 번씩 검사를 해 보는 것이 좋습니다. 초음파상 아무 문제가 없다고 하더라도 아기의 혈액 공급상태를 확인 해보기 위해서입니다.

아기가 움직이면 맥박은 증가합니다. 우리가 운동을 하면 맥박이 빨라지는 것과 똑같은 이치가 되겠습니다. 만약 아기가 움직일 때 맥박이 1분에 15번 이상 15초 이상 (2분 이하) 지속되는 패턴이 대개 20분 동안에 2번 이상 나타나면 일단 정상으로 판단합니다. 그런데 아기가 움직임에도 불구하고 전혀 맥박증가가 없는 경우는 아기 건강 상태에 뭔가 문제가 있는 것으로 판단합니다.

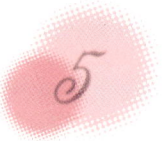

비수축성 검사를 할 때 아기가 전혀 움직이지 않아서
검사가 되지 않을 때가 있습니다.
어떤 경우입니까?

대개 아기가 잠자는 경우가 많습니다. 이럴 때는 잠깐 쉰 다음 다시 시작하면 대개 깨어나서 움직입니다. 그러나 아기가 잠자면서 전혀 움직이지 않는 시간은 대개 23-75분으로 보기 때문에 최대한 약 90분 정도까

지 기다렸는데도 불구하고 전혀 태동이 없을 때는 확실히 아기 상태에
뭔가 문제가 있을 가능성이 많다고 봅니다.

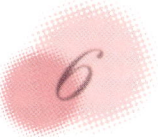

비수축성 검사는 언제부터 또 어느 정도 자주 해야 합니까?

정상 산모인 경우 임신 36주부터 대개 1주일 간격으로 하는 것이 좋지
만 양수가 적거나 아기가 잘 안 자라는 경우 혹은 , 중독증이나 과숙아
경우같이 고위험 임신 인 경우엔 임신 32-34주부터 혹은 그보다 훨씬 일
찍 부터하는 것이 좋고 정도에 따라 매일 한번 혹은 여러 번 하기도 하고
일주일에 2회정도 하기도 합니다.

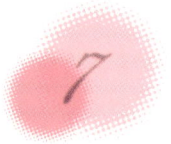

비수축성 검사의 이상 소견은
어떻게 나타나며
또 어떤 경우에 주로 나타나게 될까?

맥박 자체의 움직임이 다양성 없이 거의 반듯한 직선 형태로 나오거나 아기 움직임에도 불구하고 전혀 맥박 증가가 없는 경우입니다.

아기가 잘 자라지 않을 때, 양수가 적을 때, 태변이 보인 경우나 태반 경색증이 있을 때 이런 가능성이 높습니다.

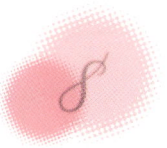

만약 비수축 검사에서
아기가 움직일 때 오히려
맥박이 떨어진다면
어떻게 해석합니까?

　검사하는 산모들의 절반 내지 3분지 2정도에서 이러한 현상이 나타날 수 있습니다.

　그러나 반복적이지 않고 30초 이내로 짧게 나타날 때는 대개 정상 소견으로 봅니다. 그러나 20분 검사하는 동안에 3번 이상 이러한 소견이 반복적으로 나타나면 역시 아기상태에 문제가 있다고 판단합니다.

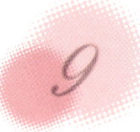

비수축성 검사를 해서 정상으로 나왔는데도 불구하고 아기가 갑자기 사망하는 경우도 있습니까?

원래 비수축 검사를 하여 그 결과가 이상이 없으면 최소한 일 주일 정도는 아기가 이상이 없을 가능성이 많다고 생각합니다. 그런데 정상검사 결과에도 불구하고 검사 후 일주일 내에 갑자기 아기가 사망해 버린 경우들이 있습니다.

뱃속에서 갑자기 태변으로 인해 기도가 막힘으로써 질식을 해 버리거나 혹은 탯줄이 기형이거나 위치에 이상이 있어 갑자기 혈액 공급이 잘 안 될 때입니다.

일종의 돌발적인 사고사로 보아야 합니다.

따라서 아무리 비수축 검사가 정상이라고 하더라도 이렇게 예측 할 수 없이 갑자기 태아에게 질식 현상이 초래 될 때는 전혀 태아 사망을 예견 할 수 없습니다.

만약 비수축성 검사가 이상 있게 나오는
경우엔 어떻게 해야 합니까?

    비수축 검사가 이상 있게 나왔다고 해서 반드시 아기 상태가 이상 있는 것은 아닙니다. 즉 비수축 검사 단 한 가지로 아기 상태를 결정적으로 판단하기에는 무리가 있습니다. 따라서 아기상태를 좀 더 정확하게 살피기 위해 비수축 검사에 덧 붙여 초음파로 아기상태를 여러 관점에서 살펴보는 생물리학 적인 검사(biophysical test)를 하게 됩니다.

그렇다면 아기의 생물리학적(biophysical) 검사는 어떻게 합니까?

초음파를 이용하여 아기가 30분 동안에 1번 이상 충분하게 호흡하는가, 팔·다리와 손을 30분 동안 한 번 이상 폈다 오므렸다 하는가, 양수량이 충분히 많은가, 아기가 30분 동안에 3번 이상 움직이는가 하는 5가지 상태를 봅니다.

산전아기의 건강상태를 체크하는 방법 중 보다 정확한 방법이 되겠습니다. 그러나 시간소모가 너무 많아 힘이 들기 때문에 실제로 쉽게 시행하기가 힘이 듭니다. 따라서 요사이는 초음파로 측정한 양수지수와 비수축 검사 두 가지만을 해도 상당히 그 정확도가 높다는 연구 발표가 많아 이 두 가지 검사만을 주로 많이 하는 경향입니다.

생물리학적 검사 결과는 어떻게 판정합니까?

5가지 항목중 한 항목마다 아기 상태가 좋은 경우 2점을 주고 문제가 있다고 판정이 되는 경우 0점을 주어 10점이 가장 좋은 상태가 되겠습니다.

만약 8점 이상이 나온 경우엔 산모 상태를 관찰하면서 일 주일에 1~2 회 계속 반복 검사를 합니다.

그러나 6점 이하인 경우엔 36주 이상만 된다면 즉시 분만을 시도하는 것이 좋습니다. 자궁내 환경이 위험하기 때문입니다. 그러나 분만직후와 주산기때 아기사망 가능성에 대해서는 미리 보호자와 본인에게 충분한 주의를 주는 것이 좋겠고 분만 시엔 만약의 경우 응급 소생술을 즉시 할 수 있는 준비를 미리 충분히 갖추어 놓아야 하겠습니다.

임신중 갑자기 아기가 뱃속에서
사망하는 경우가 있다고 하는데
어떤 경우에 그런 일이 일어납니까?

　　임신중 산모나 가족들에게 가장 커다란 슬픔을 안겨 주는 것이 바로
태아사망입니다.

　　따라서 고위험 임신 군에서는 항상 태아 사망의 가능성을 언제나 염두
에 두고 산모와 주치의가 함께 늘 신경을 쓰게 됩니다.

　　그런데 모순되게도 대부분의 태아사망은 최대한 주의를 하고 살피게
되는 고위험 임신 산모보다도 오히려 전혀 걱정하지 않았던 저위험 산모
들에서 실제로 더 많습니다. 그 이유는 고임신 인 경우엔 일주일에 한
번 내지 두 번 정도 계속 체크를 하거나 입원하여 면밀한 관찰을 하면서
만약 문제가 있다고 판정되고 최소한 임신 36주만 되면 즉시 분만을 시도
하여 아기를 살려 냅니다. 반면에 저위험 임신에서는 전혀 예측하지 못
한 상태에서 돌발적인 태반 조기 박리나 탯줄 사고 혹은 태변에 의한 질
식으로 갑자기 태아사망이 일어나기 때문입니다.

그렇다면 태아 사망을 방지하기 위한 최선의 방법은 무엇입니까?

산모와 아기에게 평소 아무런 문제가 없었는데 갑자기 태아가 사망해 버린다면 인명재천(人命在天)이라고 이것은 어떻게 할 수 없습니다.

그러나 평소 태아사망을 주의해야 하는 고위험 임신인 경우는

첫째, 산전 진찰 시 우선 철저한 산전 관리가 필요합니다.

철저한 산전 관리란 우선 고위험 임신으로 산전 관리 횟수도 늘리고 (매주 혹은 일 주일에 2회) 병원에 갈 때마다 정상 산모보다는 훨씬 시간을 많이 할애하여 아기의 건강 상태를 면밀하게 살펴야 합니다.

초음파를 이용하여 양수의 양, 태동, 호흡 양상, 팔·다리 움직임, 아기 움직임에 따른 심박동 변화 등을 면밀하게 체크해야 하고

둘째, 임신 중독증이나 당뇨, 매독 등 산모가 이상이 있는 경우 철저한 치료와 관리를 해야 하며

셋째, 검사 결과가 좋지 않아 그대로 방치하면 태아 사망이 염려된다고 판단될 경우 36주만 되면 즉시 분만을 시도합니다.

태아 사망이 일어난
경우 산모가 느낄 수 있는 증상은 무엇입니까?

임신 후반기 때, 만약 태아가 사망 시 산모들이 가장 많이 이상을 느낄 수 있는 것은 '태동이 없어진 것' 입니다.

갑자기 아기 움직임이 하루 이틀 정도 뚝 끊어져 버릴 때 빨리 이상이 있다고 판단을 하고 즉시 병원으로 가야 합니다.

그 외에 올 수 있는 증상으로는 배부른 정도가 오히려 줄어들고 몸무게가 감소하여 왠지 몸이 가벼워짐을 느끼고 유방이 다소 작아지기도 합니다.

임신 초기엔 입덧이 갑자기 없어지는 것도 유산 증상일 수 있습니다.

때로 아기가 정상인데도 수면 중일 때는 움직임이 다소 줄어들 수도 있고 엄마가 태동이 있는데도 못 느끼는 경우가 있을 수 있기 때문에 아기가 잘 놀지 않는다고 무조건 걱정하지 말고 병원에서 꼭 확인을 받아야 합니다.

때로 장운동을 태동으로 착각하고 아기가 사망해도 상당한 시간이 경과한 후에야 병원에 오는 경우도 많습니다.

태반 조기 박리란 어떤 경우를 말합니까?

태반은 임신중 태아에게 모든 영양과 산소 공급을 해주고 노폐물을 제거해 주는 생명의 원천적인 곳이며, 따라서 아기의 생명 유지에 절대적인 곳입니다. 그러므로 아기가 분만한 후에 떨어져 나와야 아무 이상이 없는데 태반 조기 박리의 경우 태반이 미리 자궁벽에서 떨어져 버리는 것으로 아기는 물론 산모까지도 아주 위험한 경우입니다.

이것을 의심할 수 있는 가장 중요한 증상은 자궁이 딱딱하게 뭉치면서 동반되는 하복통입니다. 그리고 대개는 출혈이 있으므로 진단을 쉽게 내릴 수 있는데 때로는 전혀 출혈이 없으면서 배만 아픈 경우도 있습니다. 이런 경우는 산부인과 전문의들조차도 진단하기가 어려운 경우가 많이 있습니다.

더욱이 초음파로도 25%(4분지1) 정도밖에 진단이 되지 않기 때문에 일단 배가 뭉치면서 통증이 있으면 산모는 즉시 병원에 와서 응급진료를 받아야 합니다.

그렇다면 주로 어떤 경우에 태반 조기 박리 위험성이 높습니까?

첫째, 만성적으로 혈압이 높거나 임신 중독증인 경우.

둘째, 양수가 조기 파수되어 새어 나오면서 갑자기 자궁 내의 압력이 감소할 때.

셋째, 외상으로 인한 충격을 받을 때.

넷째, 담배를 많이 피우거나 음주를 많이 하는 경우 혹은 코카인 중독증일 때.

다섯째, 자궁 내에 근종이 있는 경우나 특히 태반이 바로 근종 부위에 부착이 된 경우 입니다.

따라서 위와 같은 경우 산모가 갑자기 통증이 심하고 계속 자궁 수축이 풀리지 않고 딱딱하게 뭉칠 때는 언제나 태반 조기 박리 가능성을 한 번쯤 의심해야 합니다.

어느 정도의 타박상이
태반조기박리를 일으킬 수 있습니까?

상당히 커다란 충격을 받았을 때만 태반이 떨어진다고 생각하면 안 됩니다. 아주 미세한 타박상도 만성적으로 조금씩 태반 조기 박리를 일으켜 나중에 태아사망을 야기할 정도로 응급상황을 만들 수 있습니다.

실질적으로 타박상으로 인한 태반 조기 박리가 타박상이 아닌 경우에 의한 태반 조기 박리보다 약 2배정도 심각한 응고 장애성 출혈을 일으킬 수 있는 위험성이 있습니다. 이것은 타박상에 의해 태반이 떨어져도 전혀 외적으로 복부 통증이나 수축, 질 출혈, 태아 심박 이상 등의 확실한 증상을 나타내지 않으면서 잠복적으로 진행되는 경우가 있기 때문입니다.

따라서 타박상을 받은 (외상이나 교통사고 포함) 직후에 아무런 이상이 없다고 방심하지 말고 상당한 기간 동안 충분히 지속적인 관찰을 하여 태반 조기 박리의 가능성을 확인해야 합니다.

관찰 기간 동안에는 환자가 호소하는 증상만을 중요시하면 안 되고 최소한 초음파와 태아 감시 장치를 꼭 함께 체크해 주어야 합니다.

태아는 엄마 뱃속에서 언제부터 움직이기 시작할까요?

엄마가 태동을 느끼기 시작하는 것은 임신 4개월 후반부터 5개월 초사이입니다.

그러나 실제로 아기는 이보다 훨씬 이전부터 엄마 뱃속에서 움직이고 있습니다. 다만 그 움직임이 작아서 엄마가 느끼지 못할 뿐입니다.

실제로 아기는 임신 7-8주, 즉 만 2개월 되면서부터 생명체로서 움직임이 이미 시작됩니다. 놀랍고 신기한 일입니다.

임신 초기에는 아주 약하고 짧게 움직이지만 임신 9개월까지는 임신 주수가 증가 될수록 움직임이 점차 강해지고 움직임의 양상도 다양해지다가 마지막 달에 들어서면서 오히려 움직임이 줄어듭니다.

아기는 잘 움직일 때가 있고
그렇지 않을 때가 있는데
무엇 때문에 이러한 차이가 날까요?

일반적으로 아기 움직임은 크게 두 가지 요소에 의해서 조절됩니다.

첫째는 아기의 잠자는 주기에 따라 움직임이 결정됩니다. 즉 깨어 있을 때는 움직임이 훨씬 강해지고 그 횟수가 빈번하며 반대로 자고 있을 때는 전혀 움직이지 않습니다. (물론 '능동적인 수면' (REM현상) 동안에는 자면서도 꿈을 꾸면서 움직일 때도 있습니다.) 아기가 잠을 자면서 전혀 움직이지 않는 시간은 평균 23분내지 75분 정도로 보고 있습니다.

두 번째로 아기의 움직임을 조절하는 것은 양수의 양 즉, 자궁내에서 아기가 움직일 수 있는 공간이 얼마나 여유가 있느냐에 따라 결정됩니다. 임신 마지막 달에 접어들면 아기가 노는 횟수가 오히려 줄어드는데 그 이유는 아기가 점차 커짐에 따라 상대적으로 양수량과 자궁내 공간이 적어지므로 아기의 움직임이 오히려 줄어든다고 볼 수 있습니다.

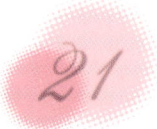

아기가 실제로 움직이는 것과 엄마가 태동을 느끼는 것과는 차이가 있습니까?

아기가 실제로 움직이는 것을 모두 엄마가 태동으로 느끼는 것은 아닙니다. 엄마가 느끼는 것은 아기가 실제로 움직이는 것의 적게는 16% 많게는 80%밖에 안 됩니다.

엄마는 아기가 약하고 짧게 움직이는 것은 전혀 못 느껴 버리는 경우가 많습니다. 최소한 20초 이상의 움직임만을 엄마는 느낄 수 있다고 합니다.

따라서 아기가 잘 안 논다고 해도 실제로 아기가 전혀 움직이지 않는다는 것은 아닙니다.

그러나 실제로 아기가 깊은 잠에 빠져 있을 때는 최장 75분 정도 까지는 전혀 움직이지 않을 수도 있습니다.

아기는 어느 정도 움직이는 것을 정상으로 생각해야 하나요?

그러면 어느 정도 움직이는 것이 정상인가에 대해서는 학설이 구구하여 정확한 횟수를 제시하기가 어렵습니다.

그러나 결론적으로 종합하여보면 평균 2시간(Moore;1989), 혹은 2.7시간 동안에 (Grant;1989) 10번 이상 논다면 일단은 잘 움직인다고 생각해도 됩니다.

그러나 12시간 동안 10회 미만으로 움직이는 경우엔 (만약 3회 미만이라면 특히 요주의 상태) 일단 병원에 가서 주치의와 상담 하는 것이 좋습니다.

쉽게 활용할 수 있는 방법을 말씀드린다면 산모가 아침에 일어나서 아기가 움직이는 것을 10번까지 세면 일단 그 이후는 신경쓰지 말고 만약 낮 하루종일 (12시간으로 봅니다)세어도 10번이 안 된다면 즉시 병원에 가서 여러가지 태아 안전 검사(태아 안전 상태를 알기 위한 초음파 검사, 비수축 검사, 생물리학적 검사등을 통털어 말함)를 받아 보는 것이 좋습니다.

아기가 갑자기 잘 놀지 않는다고 걱정하는 경우들이
종종 있습니다. 혹시 아기에게
무슨 문제가 있는 것은 아닌지요?

이런 경우 상당히 판단이 어려울 때가 많습니다. 아기가 잘 놀지 않았을 때의 아기 상태에 대한 연구는 다양합니다.

실제로 산모 약 7000명중 아기가 잘 놀지 않아 걱정을 하고 분만을 했던 경우가 이 중 약 7%였는데 분만 후에 아기상태를 관찰해 본 결과 아기가 잘 놀았던 대조군과 특별한 차이가 없이 건강했다는 연구 논문이 있습니다. (1998; Harrington)

그러나 또 다른 연구에 의하면 아기 노는 횟수가 갑자기 줄어 든 후 갑자기 태아 사망이 일어났던 7명의 산모에 대한 연구 논문도 있습니다.(1973;Sadovsky etc)

위와 같은 연구 결과를 볼 때 산모가 아기 태동이 갑자기 줄어들었다고 호소하는 경우 일단 방심해서는 안 됩니다. 태아 상태를 파악하기 위한 태아 안녕 검사를 실시하면서 아기 상태를 면밀하게 체크를 해야겠습니다. 만약 검사결과 이상이 없으면 일단 산모는 안심시켜 주되 지속적인 관찰은 해야 하겠지요.

아기를 둘러싸고 있는 양수는 어떤 중요한 역할을 하나요?

아기는 뱃속에서 양수라고 하는 물 속에서 살고 있습니다. 마르고 빽빽한 곳이 아닌 물 속에 잠겨 있는 상태에서 자라고 있는 것입니다. 여기에 양수의 중요한 역할이 있습니다.

양수는

첫째는 쿠션 역할을 해주어 외부의 충격에 대해 최대한 아기를 보호해 주는 역할을 해주며

둘째, 아기가 부드럽고 자유스럽게 움직일 수 있게 해주는 매개체 역할, 그리고

셋째, 아기가 있는 환경 속의 온도를 언제나 일정하게 유지해 주며

넷째, 분만 시 양수의 압력으로 자궁문을 열리게 해주어 순산할 수 있도록 도와주고

다섯째, 양수 검사를 함으로써 아기의 건강 상태를 알 수 있게 하는 그야말로 유용한 역할을 하고 있습니다.

양수 양이 적으면 왜 주의를 해야 하나요?

양수는 아기가 누는 오줌으로 주로 만들어집니다. 그런데 만약 아기에게 무엇인가 좋지 않은 여건이 있어 혈액 공급이 잘 안 된다면 오줌이 잘 안 나오게 되고 따라서 양수량이 줄어들게 됩니다. 우리들이 혈압이 떨어져 쇼크상태에 빠지면 오줌이 잘 안 나오게 되는 이치와 똑같습니다. 따라서 양수 양이 적으면

첫째로 산과 전문의들은 혹시 아기에게 혈액 공급에 문제가 있지 않나 하는 생각을 하고 아기 건강 상태에 대해 주의를 하게 되며,

둘째로는 탯줄이 눌릴 가능성이 많아 위험해지며

셋째, 만약 태변을 눈 경우 농도가 훨씬 진하여 질식을 초래할 가능성이 높기 때문입니다.

26

그러면 양수가
어느 정도 적을 때 문제가 됩니까?

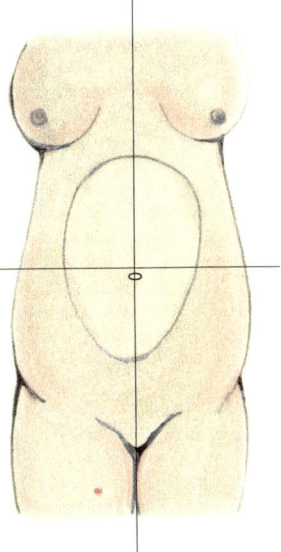

  자궁 속 양수량을 잰다는 것은 실제로 불가능하기 때문에 정확하지는 않지만 초음파로 간단하게 재서 객관적으로 알기 쉽게 하고 있습니다. 즉 엄마의 배꼽을 중심으로 배를 4등분 하여 각각 초음파로 양수의 깊이를 배의 표면에서 수직으로 재서 센티미터로 잽니다.

  만약 가장 양수가 깊은 곳이 2cm 미만이거나 4군데를 모두 합해도 5cm 미만이거나 하면 일단 양수 양이 적다고 판정합니다.

  또한 모두 합한 경우가 (amnootic fluid index) 8cm에서 18cm 정도까지라면 정상으로 판정합니다.

  양수가 적은 경우엔 제왕절개률이 더 높고 분만 중이나 분만 후에 아기 상태가 나쁘거나 사망하거나 하는 경우가 더 많습니다. 따라서 양수량이 적다고 판정되면 일단 산전 진찰 횟수도 더 늘이고 여러 가지 태아 안전검사를 하면서 면밀하게 관찰해야 합니다.

그렇다면 양수가
적은 아기들은 모두 위험합니까?

양수량이 적다고 하여 무조건 모든 아기가 위험한 것은 아닙니다. 양수는 적다가도 다시 늘어 나는 경우도 많고 어떤 연구에서는 양수량이 적어도 아기가 건강하게 태어났다는 보고도 많기 때문에 단순히 양수량 한 가지만 가지고 양이 적다고 무조건 아기 상태가 위험하다고 볼 수는 없습니다.

그러나 양수량이 적다고 판단되는 경우엔 절대로 아기의 건강 상태를 방심하면 안 됩니다. 비수축 검사를 포함하여 아기의 호흡 상태나 움직이는 상태 등의 태아 안전검사를 실시하여 아기 건강 상태를 면밀하게 체크해야 합니다.

불안한 경우 입원을 하거나 일주일에 두 번 이상 자주 체크를 하면서 살펴야 합니다.

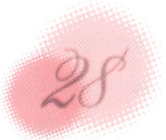

양수과다증 이란
양수가 어느 정도 많은 것이며
역시 위험합니까?

양수 지수로 표시했을 때 약 24cm이상으로 양수가 많은 경우를 양수 과다증이라고 하며 100명 산모 중 1명 정도에서 나타납니다. 대개의 경우 뇌의 이상이나 소화기관 기형 혹은 염색체 이상이 있을 때 등 아기가 문제가 있는 경우에 대개 양수 과다증이 나타납니다. 따라서 양수 과다증이 있을 때 아기의 예후는 좋지 않습니다.

그러나 전혀 아무런 기형이나 이상이 없이도 나타나는 원인 불명의 양수과다증도 있습니다. 물론 이 경우엔 분만 후 아기의 예후는 좋습니다.

양수 과다증은 아기가 식도가 막히거나 형성이 안된 경우처럼 소화기관에 이상이 있어 양수를 잘 마시지 못하기 때문에 생길 수도 있고, 무뇌증 경우엔 뇌막에서 직접 양수내로 수분이 많이 빠져나가기도 하고 또 뇌의 자극으로 인해 소변량이 증가하여 양수 과다증이 초래되기도 합니다.

아기는 어떤 경우에 뱃속에서 대변(태변)을 누게 됩니까?

진통시 아기가 태변을 누게 되면 진한 갈색 혹은 녹색의 태변이 질 밖으로 묻어 나오게 됩니다. 그러나 전혀 밖으로는 보이지 않을 때도 있습니다.

아기의 태변은 모든 분만의 약 20%에서 나타날 수 있으며 태변이 나오는 경우 다음과 같은 세 가지 경우에 속합니다.

첫째는 즉 저산소증으로 항문 근육이 힘이 없이 풀려져 버리면서 대변이 나오는 경우로 아기가 실제로 상태가 좋지 않을 때입니다.

둘째는 지극히 정상적인 상태로 즉 장이 제대로 성숙 발달한 경우 건강한 장운동 결과 나올 수도 있는 것이며

셋째는 또한 뱃속에서 탯줄이 눌려 정상적인 반사작용으로 장운동이 증가되면서도 나올 수도 있습니다.

따라서 태변이 나왔다고 하여 무조건 아기상태에 문제가 있다고는 생각할 필요는 없지만 그러나 정말 아기가 이상이 있을 수도 있기 때문에 요 주의를 해야 합니다.

아기가 저산소증 상태에서 태변을 마신 결과 질식증상이나 태변에 의한 폐렴 가능성입니다.

양수량이 풍부한 상태의 건강한 아가들은 태변을 설사 마셨다고 할지라도 태변의 농도가 진하지 않은데다 정상적인 생리기능에 의해 금방 폐에서 깨끗이 씻겨집니다.

그러나 양수량이 적은 경우엔 태변의 농도가 진하므로 한 번 폐에 들어간 태변이 잘 씻겨지질 않고 그대로 남아 있게 되어 기도가 막히거나 염증을 일으키는 치명적인 결과를 낳게 됩니다. 설상 가상으로 이 때 만약 탯줄이 눌리거나 혈액 공급 상태가 좋지 못한 경우라면 더욱 위험성이 커지겠지요.

그리고 태내에서 이미 만성적으로 저산소증 문제가 있었던 아기들은 이미 폐세포 자체가 손상을 입은 상태이므로 아무리 기계를 사용하여 빨아내도 이미 폐기능 자체가 나빠져 있기 때문에 예후가 좋지 않습니다.

따라서 일단 분만 중 태변을 미리 누게 되는 경우엔 양수량이 문제가 없는 아기인가, 심박동은 문제가 없는지를 분만 중에 잘 살펴야 하고 분만 후에도 아기상태를 정확히 파악할 수 있도록 전문 관리를 해야 합니다. 그리고 이러한 치료에도 불구하고 출산 전후로 아기 사망 가능성에 대해서도 보호자들에게 충분한 주의설명이 있어야겠습니다.

태아도 호흡을 하며 엄마가 느낄 수 있나요?

태아가 과연 언제부터 정확하게 호흡을 시작하고 또 하루에 몇 번이나 쉬어야 정상인가에 대해서는 확실하지 않습니다. 그리고 태아가 숨을 쉬는지 안 쉬는지는 엄마는 전혀 느끼지 못합니다.

밤에 엄마가 자는 동안에는 호흡수가 많이 줄어들고 하루 세끼 식사 후엔 호흡수가 늘어나는 경향이 있습니다. 또 임신 8개월 이상 되면 폐의 성숙과 함께 폐활량이 증가되므로 더욱 호흡수는 줄어듭니다.

숨을 전혀 쉬지 않을 때는 122분 ,즉 거의 두 시간 동안에 전혀 한 번도 쉬지 않습니다.

따라서 호흡하는 정도를 가지고 아기의 건강 상태를 체크하는 것은 때로 굉장히 많은 시간을 요하고 또 애매할 때가 많습니다만 아기의 건강 상태를 면밀하게 살펴야 할 때는 아기의 호흡상태를 초음파로 보게 됩니다.

임신성 고혈압이란
(흔히 임신 중독증으로 알려져 있습니다)
어떤 합병증입니까?

임신중 산모사망을 일으킬 수 있는 가장 위험한 합병증 세 가지는 출혈과 염증 그리고 이 임신성 고혈압입니다. 그만큼 임신 중에 고혈압은 산모와 태아에게 모두 가장 응급상황을 초래할 수 있는 위험한 합병증중의 하나입니다.

임신중 고혈압이라고 진단하는 가장 기본적인 기준은 혈압이 140/90 mmHg이상이고 동시에 소변에서 단백뇨가 나오는 것입니다. 몸에 부종이 있는 것은 일반적으로 건강한 산모에서도 많이 나타나므로 진단 기준에서는 제외됩니다.

임신 중에만 일시적으로 나타나는 고혈압(gestational hypertension)이란 어떤 경우입니까?

임신 전에는 전혀 혈압이 높지 않았던 여성이 임신하면서 혈압이 140/90이상으로 높아진 경우인데 출산 후 3개월 즉 12주가 지나면 멀쩡하게 다시 정상으로 혈압이 돌아오는 경우입니다.

따라서 임신 중에만 이렇게 일시적으로 혈압이 높은 경우인지 아니면 만성적인 고혈압인지를 정확히 구별하기 위해서는 꼭 출산 후 3개월 때 다시 혈압 확인을 하도록 합니다.

그러나 임신중 일시적으로 나타나는 고혈압인 경우 단백뇨가 나오지 않는다고 절대로 방심해서는 안 되고 만약 계속 혈압이 올라간다면 그 자체가 위험 할 수 있으므로 주의해야 합니다. 실제로 전혀 단백뇨가 없으면서도 혈압이 계속 상승한 경우 경련이 일어나는 자간증으로 까지 바로 발전해 버릴 수도 있습니다.

과거에 고혈압 경력이 있거나 현재 고혈압인 경우엔 임신성 고혈압 합병증이 생길 확률이 많습니까?

고혈압이 없는 경우보다 위험성이 훨씬 더 높습니다.

이 경우 주의 할 것은 임신 6-7개월까지는 오히려 혈압이 멀쩡하게 정상인 경우가 많습니다. 그러다가 임신 7-8개월 째 접어들면서 갑자기 혈압이 올라가면서 전자간증이나 자간증같은 고혈압 합병증으로 진전 해 버릴 수 있습니다.

따라서 과거 고혈압 경력이 있는 경우엔 꼭 주치의에게 미리 말을 해 주어야 하고 다른 산모보다 산전 진찰 시 많은 주의를 요합니다.

임신성 고혈압 합병증은
어떤 경우에 많이 나타납니까?

중독증은 전체 산모의 약 5% 정도에서 나타납니다.

그런데 중독증은 다음과 같은 위험 요소들이 있을 때 주로 많이 나타납니다.

우선 지역적으로 높은 고산 지대에 사는 경우나 사회 경제적으로 낮은 층에서 더 많이 나타납니다. 나이가 35세 이상의 고령인 산모, 다태아 임신 인 경우, 평소에 고혈압이 있었던 경우, 혹은 비만인 경우에도 그 확률이 높아집니다.

한가지 흥미로운 것은 아기에게 치명적인 해를 주는 담배는 오히려 중독증 확률을 떨어뜨린다고 합니다.

그렇다면 임신성 고혈압인
경우 치료는 어떻게 합니까?

임신성 고혈압이란 결국 임신으로 하여금 고혈압 위험성이 높아진 경우를 말합니다. 따라서 아기를 낳아 버리면 상태가 많이 좋아집니다.

그러나 분만이 최상의 치료법이라고 무조건 분만을 시도 할 수는 없겠지요. 아기가 얼마나 미숙아 인가하는 정도와 산모의 상태 고혈압 정도에 따라 치료 방침이 결정됩니다.

입원을 하여 일단 최대한 안정을 시키고 약물요법으로 치료해 보고 그래도 호전이 안 된다면 결국 분만을 시도해야겠지요.

임신성 고혈압은 자칫하면 산모와 아기의 생명을 잃어버릴 수 있는 산과에서 가장 응급질환 중 하나입니다. 따라서 많은 주의를 요하는 고위험 임신입니다.

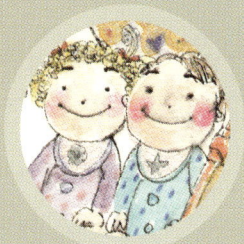

제 8 장 쌍둥이

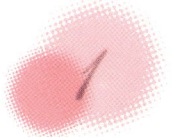

쌍둥이가 임신될 확률은 어느 정도 많습니까?

일란성인가 이란성인가에 따라 다릅니다. 일란성 쌍둥이인 경우 250명 중 한 명꼴, 즉 약 0.4% 정도로 가족력이나 인종, 나이에 차이가 없이 전세계적으로 비슷한 확률을 가지고 있으나 이란성인 경우엔 인종이나 나이, 유전성, 배란약제 등에 따라 빈도가 많이 달라집니다.

이란성 쌍둥이인 경우 백인에서는 약 100명 중 한 명 정도이고, 흑인인 경우는 이보다 확률이 더 많아 80명 중 한 명꼴로 보고 있습니다. 또한 지역적인 차이도 있는데 아프리카의 나이지리아 같은 경우 20명에 한 명 정도로 쌍둥이가 많은 곳도 있습니다.

아시아 지역은 쌍둥이 확률이 이보다 훨씬 더 적은데 일본의 경우 155명 중 한 명 정도, 즉 0.6% 정도로 비교적 적습니다.

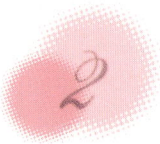

임신 초기에 쌍둥이였는데
다시 한 아기로 될 수도 있습니까?
이때 남은 아기는 아무 이상이 없을까요?

그렇습니다. 수정 직후에는 쌍둥이였다가 도중에 한 아기가 자연 유산
되어 버리는 경우입니다. 주로 임신 초기에 이런 현상이 나타날 수 있고
임신 12주 정도까지 자란 경우에도 유산된 아기는 완전히 자연 흡수되어
버리는 경우가 많습니다. 물론 남은 아기는 아무 탈없이 건강하게 성장
하여 분만하게 되지요..

흔히 임신 초기 자연 유산 증상이 있는 경우 중엔 쌍둥이인 줄 미처 모
른 상태에서 이렇게 한 아기만 흘러 버리는 경우도 꽤 있습니다.

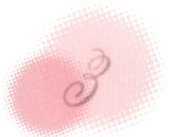

쌍둥이 임신에서
일란성인가 이란성인가는
무엇을 근거로 나뉘어집니까?

말 그대로 두 개의 난자가 각기 수정된 경우가 이란
성이고 한 개의 난자가 수정된 후 분할이 두
개로 되는 경우가 일란성이 되겠습니다. 쌍
둥이 임신 중 대부분 즉 3분의 2는 이란성이
고 3분의 1 정도가 일란성입니다

그런데 재미있는 것은 일란성보다는 같
은 성(sex)의 이란성 쌍둥이인 경우가 외
모는 더 많이 닮을 확률이 높습니다.

일란성의 경우 분할될 때 세포가
정확하게 똑같이 나누어지기가 어렵기
때문으로 보고 있습니다.

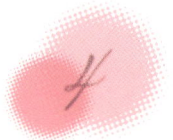

쌍둥이 임신에서 양막과 융모막 수를 아는 것은 왜 중요할까요?

첫째는 임신중 예후를 예측하는 데 아주 중요하기 때문입니다.

임신 초기 초음파로 아기 사이의 막 두께나 모양을 주의 깊게 보면 양막과 융모막 개수를 파악할 수가 있습니다. 즉 막이 2mm 이상으로 두껍거나 양막이 태반에 붙은 자리에서 태반 끝이 뾰족하게 올라오는 모양 (peak 사인)이 있으면 융모막이 2개인 경우인데 이러한 모양은 초기에 확실하고 임신 중반기에는 소실되어 버리므로 초기에 확인해 두는 것이 중요합니다.

양막과 융모막이 2개씩인 경우는 임신 예후가 좋습니다.

그러나 융모막이 하나인 경우에는 아기의 성장 지연이나 조산 가능성 혹은 아기 사망률 등이 훨씬 많습니다. 따라서 융모막이 하나인 경우엔 산전 관리 횟수를 더 늘리고 더욱 세심하게 검사해야 하는 등 주의가 따릅니다.

두 번째 이유는 드물지만 만일 나중에 서로 장기 이식을 하는 경우가 있을 때 많은 참고 자료가 될 수 있기 때문입니다.

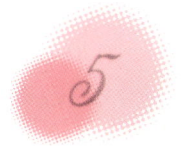

일란성인지 이란성인지 구별은 어떻게 합니까?

임신중 초음파 소견으로 양막과 융모막 갯수를 파악하는 것이 가장 기본입니다.

그러나 이것만으로는 완전히 결정하기 어렵습니다.

융모막이 하나이거나 양막이 하나이면 무조건 일란성이고 이란성은 무조건 융모막과 양막이 두 개씩이지만 일란성 중에서도 일부는 이란성과 똑같이 두 개씩인 경우가 있습니다.

따라서 애매한 경우에는 출생 후 혈액형 검사와 성별(sex)을 보면 확실해집니다.

일란성인 경우는 무조건 혈액형과 성별이 같습니다.

이러한 모든 방법으로도 애매한 경우에는 DNA를 이용한 유전자 검사를 하면 되겠습니다.

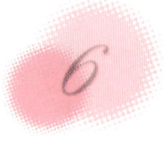

쌍둥이인 경우 출산은
대개 언제 하는 것이 좋습니까?

정상 임신에서는 임신 40주를 만삭으로 보고 예정일에서 1주정도 지나면 과숙아로 인한 합병증을 방지하기 위해 진통이 없더라도 분만시도를 하게 됩니다.

그러나 쌍둥이 임신에서는 이렇게 늦게까지 기다리면 상당히 좋지 않은 결과가 올 가능성이 많아집니다.

임신 40주가 되면 오히려 아기 몸무게는 줄어들고 자궁 안에서 태아사망까지 일어나는 경우가 있기 때문입니다. 즉 쌍둥이인 경우는 정상아인 경우보다 오히려 성숙이 빨리 끝나 버린다고 보아야 합니다.

따라서 쌍둥이인 경우엔 임신 38주를 만삭으로 보는데 약 절반정도에서 임신 36주에 분만을 하고 있습니다. 참고로 삼태아 이상인 경우엔 32주를 평균 임신 주수로 보고 있습니다.

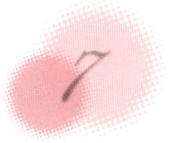

쌍둥이인 경우 임신 주수에 따른
아기들의 몸무게는 어떻습니까?

임신 28~30주, 즉 만 7개월이나 8개월 중간까지는 쌍둥이 아기들의 체중 증가는 정상 임신 때와 거의 비슷합니다.

그러나 임신 34주 이상부터는 정상 임신에 비해 체중 증가가 현저하게 떨어집니다.

이 시기가 되면 두 아기를 합한 무게는 대개 4~5Kg이 되는데 이 정도가 산모가 유지할 수 있는 최고 한계점으로 보고 있기 때문입니다. 따라서 임신 34주 이후엔 체중 증가가 아주 약간씩 있다가 36주 경에 대개 분만해 버리는 경우가 많다고 보면 됩니다.

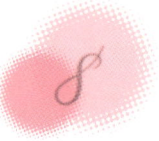

쌍둥이 임신은 어떤 경우에 많습니까?

인종적인 차이가 있어 흑인이 백인보다는 확률이 더 많고 어머니 쪽 혈통내력이 아버지 쪽 보다 더 영향이 많습니다. 즉 임신부 자신이 쌍둥이인 경우 남편이 쌍둥이인 경우보다 쌍둥이 자녀를 낳을 확률이 많습니다.

또한 산모의 나이가 많을수록, 또 분만한 횟수가 늘어날수록 쌍둥이를 낳을 확률이 많아지고 산모가 키가 크고 영양상태가 좋으며 체격이 좋을수록 체격이 작은 여성보다 쌍둥이를 낳을 가능성이 더 많습니다.

그리고 불임 치료 약제로 쓰고 있는 배란 촉진제를 사용하면 쌍둥이 임신률이 상당히 높아지고, 재미있는 것 중의 하나는 피임약을 끊은 지 한 달 이내에 임신했을 때 또한 쌍둥이 출산 확률이 높습니다.

9

쌍둥이 임신을 하면 정상 임신보다
훨씬 주의를 해야 한다는데 왜 그렇습니까?

정상 임신을 했을 때보다 여러 가지 합병증과 위험성이 생길 가능성이
많아지기 때문입니다.

유산이나 조산 가능성이 우선 높고 그 결과 신생
아 사망률이 많습니다. 양수과다증으로 인한 합병
증이 올 수 있고 임신 중독증이 발병할 확률 또한 많아
집니다. 또한 분만시 출혈 가능성도 많고 특히 일
란성인 경우 기형이 생길 가능성도 더
높습니다.

그러나 이러한 위험성만 잘 극복
하면 두아기 모두 건강하게 잘 키
우는 경우도 많습니다.

쌍둥이 임신 중엔 영양관리상
어떤 점을 특히 주의해야 할까?

단백질, 지방, 비타민, 무기질 등 모든 영양소를 훨씬 더 많이 섭취해야
합니다. 총에너지 열량을 300Kcal 정도 더 섭취해야 하며 특히 철분은 정
상 임신보다 두 배 내지 세 배 정도인 60~100mg/1day를 섭취해야 하고,
엽산도 두 배 이상인 1mg 정도씩 섭취해야 빈혈을 최대한 방지할 수 있
습니다.

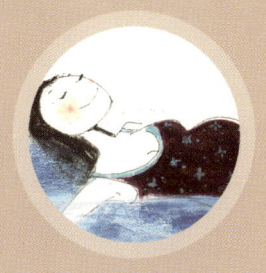

제 9 장

출산방법

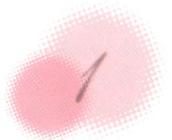

분만 예정일에 정확히 아기를 낳는 산모는
얼마나 되며 분만 날짜에 영향을 주는 원인이 있나요?

많은 분들이 잘 알고 계시는 것처럼 분만 예정일이란 자신의 마지막 월경 시작일의 달수에는 3을 더하고 날수에는 7을 더해서 계산합니다(예를 들어 마지막 월경 예정일이 6월 3일인 경우 다음 해 3월 10일이 되는 것이지요).

그러나 이 예정일에 정확히 아기를 낳는 사람들은 대개 4% 정도이고 예정일보다 빨리 낳는 경우가 54%, 예정일을 지나 낳는 경우가 42%로 날짜에 맞지 않게 분만하는 경우가 훨씬 더 많습니다.

아기를 빨리 낳고 늦게 낳는 것에 가장 많은 영향을 주는 것은 평소 자신의 생리 주기입니다. 정상적인 생리 주기를 평균 28일로 볼 때 생리 주기가 이보다 빠른 사람은 예정일보다 더 빨리 낳고 반면에 주기가 긴 사람은 상당히 늦게까지 진통이 걸리지 않을 수 있습니다.

또 아기 몸무게가 평균 4.5Kg이상인 경우 대개 예정일보다 일 주일 이상 늦게 낳은 경우가 많다는 보고도 있고 다태아 임신에서는 반대로 출산일이 훨씬 빨라지는데 쌍둥이인 경우 약 4주 정도 빨라지고 세 쌍둥이 이상인 경우에는 이보다도 더 빨라져 조산 확률이 많습니다.

아들이면 늦게 낳고 딸이면 빨리 낳는다고 하는 이야기도 있지만 아직 정확한 연구자료가 없습니다.

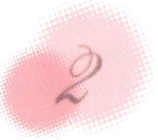

태아와 산모가 모두 건강한 모습으로 정상적으로
순산하기 위해서는 기본적으로
어떤 조건이 필요할까?

분만이 순조롭게 잘 이루어지기 위해서는 기본적으로 세 가지 조건이 잘 갖추어져야 하는데 이것을 간단하게 3P 조건이라고 합니다.

첫째는, 자궁수축이 제대로 강하게 와서 자궁 안에 있는 아기를 강력하게 밀어내 줄 수 있는 힘이 생겨야 하고(Power)

둘째는, 산모의 골반 구조가 협골반이어서는 안 되고 대신 넉넉하고 여유가 있어야 하며(Pelvis)

셋째는, 밀고 내려오는 태아의 위치와 크기, 자세, 숫자 등에 문제가 없어야 하고 전치태반 같은 문제 역시 없어야 합니다.(Passenger)

그런데 요사이는 분만하는 산모의 자세(Posture or Position)도 분만을 정상적으로 이끄는 데 상당히 중요한 역할을 한다고들 합니다. 여기까지 감안하면 분만하는 데는 기본적으로 4P조건이 중요하다고 보아야겠습니다.

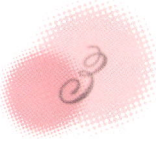

분만시 회음부 절개란 어떻게 하는 것이며
누구나 다 해야 합니까?
절개를 할 때 아프지는 않습니까?

회음부란 아기가 나오는 질입구와 항문사이를 말하는데 여러 층의 근육으로 이루어져서 골반내의 장기를 튼튼하게 지지해 주는 역할을 합니다. 그런데 분만시 아기 머리가 질 입구에서 3-4cm정도 보이기 시작할 때 이 부위를 가위로 미리 잘라 주는 것이 회음부 절개입니다.

절개를 하지 않을 때는 아기가 나오면서 자연적으로 째지게 되는데 따라서 이 경우엔 상처가 이 곳 저 곳으로 다발적이면서 지저분하게 나는 경우가 많고 반대로 절개를 하면 상처가 일자(一字)로 깨끗하게 나고 특히 앞 쪽 질벽 손상은 확실하게 적어 좋습니다.

그러나 과거 회음부 절개를 하면 질벽이나 골반 근육이 덜 늘어져서 나중 요실금이나 질벽 탈출증이 덜 생긴다는 것은 실제로 확실한 근거가 없는 것으로 요사이 밝혀졌습니다. 즉 분만후 질벽이나 골반 근육이 늘어나는 것은 회음부 절개 유무에 큰 관계가 없다는 것입니다. 그리고 분만 후 회복 기간이나 통증 정도, 혹은 성감의 변화 정도에도 큰 차이가 없는 것으로 보고 되고 있습니다.

따라서, 요사이는 모든 산모에게 무조건 회음부 절개를 하지 않고 회음부 절개를 해서 산모에게 도움이 된다고 판정될 때만 선택적으로 하고 있습니다.

또 회음부 절개시엔 절개할 부위에 국소 마취제를 사용하므로 통증은 별로 없습니다.

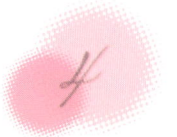

회음부 마사지란 어떻게 하는 것이며 목적이 무엇입니까?

올리브 오일이나 허브오일 혹은 비타민 E 오일 등 피부를 부드럽게 마사지 할 수 있는 오일을 사용하여 질 입구 부위를 손가락으로 둥글게 마사지 해주는 것입니다.

분만을 앞두고 약 6주정도 매일 자신 스스로 혹은 파트너의 도움을 받아 행하며 질 입구에 청결하게 손을 씻은 후 손가락을 얕게 넣어 약간의 아픔이 느껴질 정도로 늘여주는 스트레칭을 꾸준히 해주면 회음부가 훨씬 유연해지고 탄력이 생겨 분만 시 심하게 째지는 정도가 훨씬 줄고 통증도 줄면서 잘 늘어납니다. 이때 항문을 조이는 운동 즉 케겔운동까지 겸하게 되면 출산 후 늘어진 회음부가 원상 복귀하는 데도 많은 도움을 줍니다.

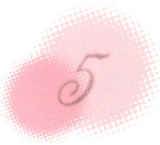

아기가 나오는 분만 2기 때는
꼭 힘을 주어야만 아기가 나오나요?
문이 다 열려 있으면 자연히 내려오지는 않습니까?

자궁문이 아무리 다 열렸다고 해도 아기를 밖으로 밀어내는 힘이 없으면 절대로 아기가 나오지 못하고 산도에 그대로 걸려 있게 됩니다. 힘 주기란 우리들이 화장실에서 대변 눌 때 힘 주는 방법과 똑같습니다만 그보다 훨씬 강하고 길게 주어야 합니다. 이 힘 주기는 자궁 수축과 동시에 숨을 참고 온 힘을 다해 복부 근육을 수축하면서 주어야 합니다.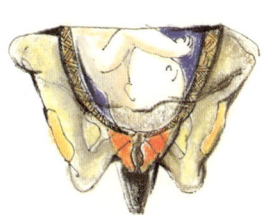

복압의 중요성은 실제로 신경이 마비된 산모들에게서 볼 수 있는데 이런 경우엔 분만 제 1기까지는 별 문제 없이 그대로 진행되어 자궁문은 완전히 벌어집니다. 그러나 아기를 밀어내는 2단계에 들어서면 전혀 힘을 줄 수 없으므로 분만이 더 이상 진행되질 못합니다.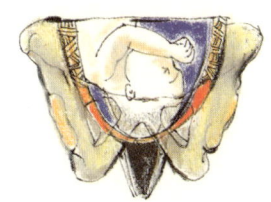

따라서 아무리 자궁 수축이 좋아서 자궁문은 잘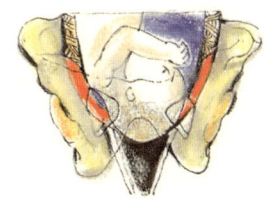

벌어졌다고 해도 복압을 이용하여 힘 주기를 못해 버리면 아기를 낳을 수가 없는 것이지요. 이 힘 주기는 한 번씩 힘을 줄 때 온 힘을 다해 충분히 길게 해야 하고 짧게 짧게 끊어 버리면 힘을 제대로 활용할 수가 없습니다. 또 힘을 줄 때는 항문 쪽으로 주어야지 목이나 얼굴 쪽으로 잔뜩 힘을 주면 아무 소용이 없으므로 미리 분만 전에 훈련을 다소 해 두면 훨씬 자신감을 가질 수 있습니다.

이 힘 주기는 태반이 밖으로 빠져 나오는 제 3기에서도 아주 필요합니다. 태반이 자궁벽에서 완전히 박리 된 후 밖으로 빠져 나올 때 역시 힘 주기를 해야 잘 빠져 나옵니다.

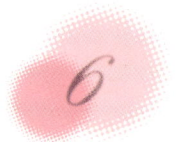

진통실에서부터 분만실에서 아기를 낳을 때까지 산모는 계속 침대에 누워 있어야 합니까?

산모는 환자가 아니고 분만 초기에는 통증이 그다지 심하지 않기 때문에 반드시 침대에 누워 있을 필요는 없습니다.

진통이 3~4분 간격으로 자주 혹은 움직이기 어려울 정도로 아프게 오기 전까지는 자유스러운 자세를 취하는 것이 심리적으로도 훨씬 편안하고 몸이 경직되지 않아 좋습니다.

즉 진통이 약할 때는 보호자와 함께 걷거나 평소 자기가 좋아하는 음악을 듣거나 책을 읽거나 하서도 좋습니다.

진통이 심해져서 침대에 있을 때도 자유스러운 자세가 좋습니다. 피곤할 때는 가끔씩 누울 수도 있지만 앉아 있거나 서 있거나 하는 것이 누워 있는 것보다는 분만 진행을 더 빨리 해주는 데 좋습니다. 누워 있을 때도 빈듯하게 천장을 보고 눕는 것보다는 왼쪽 옆으로 눕는 것이 혈액 순환을 방해하지 않아 더 편안합니다.

분만실에서도 반 좌식 정도로 앉아서 분만하는 것이 심리적으로도 좋고 분만 진행에도 도움이 됩니다.

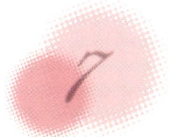

아기가 태어난 후 탯줄은 언제 자르는 것이 좋을까요?

아기는 태어난 직후에도 탯줄을 통해 산소 공급과 영양 공급을 받을 수 있기 때문에 태어나자마자 즉시 탯줄을 자르려고 서두를 필요는 없습니다. 그렇다고 탯줄이 달린 채 태반 보다 낮은 위치로 아기를 너무 오래 두면 태반에서 아기한테로 혈액이 과다하게 흘러 들어갈 수 있습니다.

반대로 태반 위치보다 아기를 위로 올려 버리면 아기에게서 태반 쪽으로 오히려 혈액이 빠져 나가버리기 때문에 주의해야 합니다.

따라서 아기가 나오면 입안에 고인 분비물을 재빨리 흡입해 주어 기도를 확보해 주고 아기가 울기 시작하면 그 때 탯줄을 자릅니다. 시간적으로는 대개 분만 후 약 30초 내지 1분 정도 후가 되겠습니다.

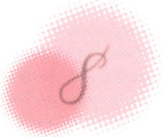

집에서 진통이 막 시작되는 초기 무렵에는 어떻게 준비하는 것이 좋을까?

1. 진통이 7~8분 간격으로 오기 시작하면 간단히 따뜻한 물로 샤워하거나 목욕을 하는 것도 좋습니다.
   혈액 순환이 좋아지고 피로가 풀리기 때문에 진통을 겪을 수 있는 에너지를 미리 축적하고 몸을 청결하게 해 두는 의미도 있겠습니다.
   그러나 양수가 터진 증상이 있을 때는 감염될 수도 있으므로 욕조에 들어가는 것은 피하는 것이 좋습니다.
2. 오렌지 주스 같은 과일 주스, 따뜻한 꿀물이나 꿀을 넣은 차, 혹은 꿀을 바른 토스트 등을 간단히 먹고 병원으로 출발합니다.

과일 주스나 꿀은 자연적인 에너지 소스로 설탕보다 훨씬
좋습니다.

그러나 우유 제품은 소화가 잘 안 되므로 피하는 것이 좋습니다.

3. 평소에 즐겨 듣던 테이프, 책, 이온 음료수나 사탕 등과 함께
내의나 타월(땀을 닦아 내거나 물수건으로 사용하기 위해),
산전 교육을 받았던 증서가 필요한 경우엔 함께 가지고 갑니다.

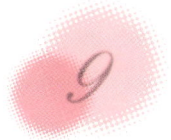

분만 과정은 어떻게 진행되나요?

사람은 전혀 알지 못하는 상황에 접하게 되면 누구나 두려움을 느끼며
온 몸이 경직됩니다. 따라서 모든 산모는 자신이 접해야 할 분만 과정에
대해 미리 충분한 상식을 갖고 머릿속으로 상상할 수 있어야 합니다. 이
렇게 되면 분만에 대해 우선 자신감을 가질 수 있게 되고 마음이 불안하
지 않고 안정됩니다. 특히 초산인 경우 미리 분만 과정에 대해 기본적인
상식을 알고 있는 것이 순산하는 데 도움을 줍니다.

분만은 크게 세 단계로 나누어집니다.

제 1기는 진통이 시작되면서 손가락 한 개 정도가 겨우 들어갈 정도이
던 자궁 문이 10cm 정도로 벌어져 아기 머리가 나올 정도로 벌어질 때까

지를 말합니다.

다시 말해서 딱딱하고 2cm 정도로 두껍던 자궁문이 종이처럼 얇아지고 넓게 벌어지는 전 과정이 제 1기가 되겠습니다. 따라서 산모가 규칙적인 진통을 느끼며 산고를 치르는 모든 과정을 말하겠습니다.

제 2기는 다 벌어진 문을 통해 아기가 밖으로 나오는 과정입니다.

이때는 정기적인 수축과 함께 산모가 대변을 누는 것처럼 복압을 이용하여 아래로 힘 주기를 해야 합니다.

제 3기는 임신중 아기에게 모든 양분을 공급하면서 아기를 키워냈다고 볼 수 있는 태반이 나오는 시기입니다.

아기가 나온 후 자궁 수축과 함께 태반이 박리 되고 소량의 출혈이 나오면서 태반이 밖으로 빠져 나옵니다. 만약 태반이 자연히 떨어져 나오지 않으면 손을 넣어 태반을 빼내는 용수 박리를 해야 합니다.

태반까지 모두 깨끗이 나오게 될 때 비로소 순산을 했다고 말할 수 있겠습니다.

진통이 오기 전에 미리 양수가 터져 버리면 순산하기가 힘드나요?

양수란 진통이 시작되어 어느 정도 아기가 골반 내로 진입된 후에 터져 흘러나오는 것이 정상입니다. 그런데 가끔 진통이 오기 전에 미리 양수가 터져 버리는 경우가 있는데 이것을 조기 파수라고 합니다. 그러나 조기 파수가 되었다고 해서 꼭 순산을 못하는 것은 아닙니다.

자궁문이 벌어지는 분만 제 1기에서는 모든 에너지의 근원은 자궁 수축에서 나옵니다. 자궁이 수축하면서 자궁 속의 양수에 압력을 가하게 됨으로써 형성되는 수압(水壓)이 자궁문을 향해 쐐기처럼 가해지면서 자궁이 벌어지게 되는 것입니다.

그런데 미리 양수가 터져 버린 경우엔 수압 형성이 잘 안 되어 자궁을 벌리는 힘이 당연히 약해지겠지요. 대신 자궁문에 닿아 있는 아기의 머리(정상위라면)가 쐐기 역할을 하면서 벌어지게 되지만 아무래도 양수가 있을 때보다는 효과적인 힘의 형성이 줄어들게 됩니다. 따라서 조기 파수가 되면 다소 분만 시간이 지연되고 분만 진행이 잘 안 될 수가 있습니다. 흔히 '마른 아기' 낳기가 힘들다는 말이 있는데, 이러한 이유 때문으로 설명할 수 있습니다.

조기 파수가 되면 여러 가지 합병증이 생길 가능성이 있으므로 즉시 병원에 가서 진찰을 받고 처치를 하는 것이 좋습니다.

무통 분만은 어떠한 의미가 있을까요?

아직도 많은 사람들은 여성들이 아기를 낳을 때 겪는 산고(産苦)를 어쩔 수 없는 숙명적인 것으로 여기고 있고 성경에서는 인간이 하느님의 명을 어기고 선악과를 따먹은 결과 인간에게 주어진 신의 벌 중 하나로 여기고 있습니다. 그리고 어떤 이는 분만 시 진통을 겪어내는 것이 바로 모성을 강하게 하는 것이라고 생각하는 분도 있습니다.

그러나 분만 시 진통은 단순한 정도의 통증이 아니고 하복부통과 더불어 요통과 함께 회음부와 하지로 뻗어 가는 말로는 표현하기 힘든 통증입니다. 그래서 옛날 어른들은 "하늘이 노랗게 보일 정도가 되어야" 비로소 아기가 나온다고 했고 실제로 분만 진통은 '엄지손가락을 마취하지 않은 상태로 절단할 때'와 같은 정도의 통증이라고 하니 가히 아픔의 정도가 얼마나 견디기 어려운 것인가를 짐작할 수 있고 이러한 통증을 이겨내는 여성들이 또 얼마나 위대한지를 알 수 있습니다.

따라서 진통을 조금이라도 가볍게 덜어줌으로써 산모들의 분만에 대한 두려움과 고통을 없애는 데 도와주는 데 무통분만의 의의가 있겠습니다.

더욱이 진통을 덜 겪었다고 해서 반드시 모성이 약해진다고 생각하는 것은 지나친 고정관념이 아닐까 여겨집니다.

따라서 필자의 개인적인 생각으로는 진통자체에 두려움을 갖고 있거나 통증으로 너무 지쳐버린 경우에는 무통분만의 도움을 받는 것이 순산하는데 훨씬 도움이 된다고 생각합니다.

정신 요법이나 심리 요법으로도 진통을 줄이는데 효과가 있습니까?

흔히 무통분만이라고 하면 무조건 약물이나 마취법만 생각하기 쉬운데 사실은 정신요법 내지 심리 요법도 상당한 효과가 있습니다.

'정신 요법' 이란 산모가 불안감을 버리고 자신을 가짐으로써 통증을 극복하는 법입니다. 산모가 미리 분만 과정을 이해하고 분만을 자연적인 생리 현상으로 받아들이면서 공포감을 갖지 않는 심리 요법이 되겠습니다. 실제로 산전 어머니 교실에서 호흡법 등을 교육받은 산모들이 훨씬 순산률도 높고 통증도 덜 느낍니다.

분만에 대해 적극적이고 긍정적이면서 자신감을 갖고 있는 산모들은 통증을 약 3분의 1 정도 감소시킬 수 있다고 보고 있습니다.

이때 남편이나 혹은 분만에 대해 경험이 많은 파트너가 분만이 끝날 때까지 정신적인 자신감과 격려를 해주는 것도 큰 도움이 됩니다.

진통제를 맞아도 무통 효과가 있습니까?

진통제를 3~4시간 간격으로 근육 주사하는 방법으로 경막외 마취방법보다는 훨씬 간단하지만 무통효과는 많이 떨어집니다.

그리고 진통제를 맞으면 대개 45분 후에 엄마의 몸 속에서 그 농도가 최고치를 나타내는데 이때는 약물로 인해 아기의 호흡이 억제되므로 최소한 아기가 나오기 1시간 전 쯤에는 절대로 주사를 쓰면 안 됩니다. 아기가 분만 직후에 호흡을 잘 못할 수 있기 때문입니다. 따라서 이 시간을 피해서 진통제 주사를 대개 한 번 내지 두 번 정도 쓰는데 통증이 약 절반 정도 감소됩니다.

경막외 마취를 이용한 무통 분만은
어떻게 하는 것을 말합니까?

척추의 신경통로를 차단시키는 경막외 마취를 이용하여 분만하는 것을 말합니다.

옆으로 누운 상태에서 제 3~4 요추 사이의 경막외로 아주 가는 바늘을 넣어 위치를 확인 한 후 신축성이 좋고 가느다란 카테타를 밀어 넣으면서 바늘은 뺍니다.

이 카테타는 산모의 등에 안전하고 편안하게 고정한 뒤 이 곳으로 마취 약제를 대개 1시간마다 주입하면서 무통상태를 유지합니다.

진통이 일단 강하고 규칙적으로 걸리면서 자궁문이 4~5cm 정도 열린 후부터 약물이 들어가게 되는데 대부분의 산모들, 즉 약 90% 정도의 산모들은 전혀 통증을 못 느끼거나 약간 불편한 점만 호소하는 등 무통분만의 효과를 제대로 보는 반면 드물게 약 5% 정도의 산모들은 무통분만을 해도 상당히 아팠다고 이야기하는 경우도 있습니다.

이것은 통증을 느낀다는 것이 우선 상당히 주관적이기 때문에 이러한 차이가 나는 것이 아닌가 여겨지지만 그러나 대부분 무통 효과에 대해서 만족을 느끼고 훨씬 심신이 안정된 가운데 분만이 이루어지게 됩니다.

무통 분만을 해도
아기는 아무 이상이 없습니까?

　무통 마취는 어디까지나 엄마의 척추의 한 부분만을 마취하여 통증을 전달하는 신경경로를 차단하는 것이기 때문에 엄마의 다른 기능은 전혀 문제없이 유지시키면서 골반 쪽에서 대뇌로 올라가는 통증만 못 느끼게 하는 방법입니다.

　말하자면 아기에게는 전혀 무관하게 엄마한테만 국소 마취하는 것이지요. 실제로 경막외 마취를 했을 때와 하지 않았을 때 태어난 직후 아기 건강 상태를 비교해 보았을 때 전혀 특별한 차이가 없다는 논문들이 많습니다. 즉 분만이 순조롭게 진행되는 한 경막외 마취가 아기의 건강상태에 어떠한 영향도 주지 않는다는 것입니다.

　분만 직후 아기 건강 상태는 Apgar 점수제로 매기는데 아기가 분만 즉시 우렁차게 우느냐, 전신색조가 붉고 활발하게 움직이느냐, 사지 힘이 튼튼하고 탄력성이 있느냐 등으로 판단하여 1점부터 10점까지 매겨서 판단의 기준으로 삼습니다.

무통 분만을 하면
나중에 허리가 아프지는 않습니까?

경막외 마취는 경험이 풍부한 마취과 의사가 시술 시 사실상 아주 안전하고 편리한 마취 방법입니다. 그러나 일반 산모들은 우선 등에 마취를 한다고 하면 혹시나 허리를 못 쓰게 되지 않나 혹은 나중에 허리가 아프지 않을까 하고 상당히 거부감을 느낍니다.

그러나 의학적으로 보면 똑같이 일반적인 근육 주사를 맞고 난 뒤에도 어떤 이는 아무렇지도 않은 반면 어떤 이는 통증을 상당히 오랫동안 호소하기 때문에 이러한 개별적이고 주관적인 차이는 어쩔 수 없다고 봅니다.

따라서 경막외 마취를 했다고 해서 의학적으로는 허리가 아플 이유는 전혀 없습니다만, 그래도 약 5~6% 정도의 산모들은 무통 분만 후 요통을 호소하지만 거의 바로 호전 증상을 보입니다.

무통 분만을 하면 혹시 분만시간이 오래 걸리지 않습니까?

무통약제를 정확한 시기에 투여하면 전혀 관계없습니다.

진통이 제대로 시작하기 전이나 자궁문이 벌어지기도 전에 너무 빨리 무통 마취를 시작해 버리면 분만이 지연 될 가능성이 있습니다. 그러므로 자궁 경부 문이 약 4~5cm 정도로 확실히 열리고 아기 선진부가 어느 정도 하강되어 있고 고정되어 있을 때 약물 투입을 시작해야 합니다.

또한 아기가 나오는 분만 제 2기에 힘주기 요령을 미리 교육을 잘 시키고 최소한 아기 나오기 1시간 전에는 약물을 주지 않아야 대부분의 산모들은 힘을 잘 주고 별 문제 없이 순산을 잘 할 수 있습니다.

그러므로 무통 분만이라고 해서 처음부터 끝까지 전혀 진통을 겪지 않고 아기를 낳으려고 생각하면 안 됩니다. 초기 진통은 별로 심하지 않고 약 5~10분 간격으로 오기 때문에 그 정도는 견디어 낸 다음 무통 처치가 들어가야 분만이 순조롭게 진행됩니다.

이런 여러 가지 주의 사항 때문에 무통 분만은 경험이 많고 시술에 익숙한 마취과 의사와 산과 전문의, 그리고 분만실 간호팀이 삼위일체로 호흡이 맞아야 안전하면서도 최대의 효과를 볼 수 있습니다.

무통분만을 하면 오줌이 잘 안 나올
수도 있다고 하는데 문제가 안 됩니까?

대부분의 경우엔 문제가 안 되지만 가끔 분만진행이 잘 안 되고 난산으로 경막외 마취를 장시간 했을 때 이런 현상이 올 수 있습니다. 경막외 마취로 인해 방광의 감각이 없어져서 오줌이 상당히 차도 요의(尿意)를 잘 못 느낄 수 있기 때문입니다.

이런 경우엔 방광이 오줌으로 과도하게 늘어나 기능 부전에 빠질 수 있으므로 수시로 방광을 체크하여 카테타로 오줌을 빼 주어야 합니다.

경막외 마취를 하지 않은 산모에서도 분만 직전이나 직후에 이런 현상이 올 수 있으므로 꼭 주의를 주어야 하고 체크를 해야 합니다.

요사이는 여러 가지 다양한 분만 방법들이 있다고 하는데 무엇을 말하는지요?

과거 산모들에게 그래도 비교적 많이 알려진 라마즈 분만법에서부터 시작하여 수중 분만이니 그네 분만이니 하여 여러 가지 분만법들이 시종 이야기되고 있습니다. 따라서 일반 산모들은 새로운 분만법으로 아기를 낳지 않으면 시대에 뒤떨어지는 것은 아닌지 혹은 어떤 분만법으로 아기를 낳는 것이 가장 좋다는 것인지 궁금해합니다.

현재 시행되고 있는 여러 가지 분만법들에는 다음과 같은 종류가 있습니다.

1. 소플롤로지식 분만법
2. 라마즈식 분만법
3. 수중진통과 수중분만법
4. 공 분만과 끈 분만
5. 그네분만
6. 제왕절개 수술 후
   자연 분만법
7. 무통 분만법
8. 제왕절개 수술방법

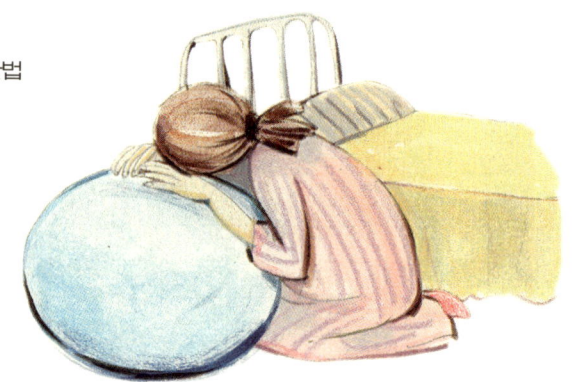

그렇다면 어떠한 분만법이 가장 우수하고 좋은 것입니까?

산모들이 가장 궁금해하고 알고 싶어하는 부분입니다. 그러나 미안하게도 여기에 대한 답은 "없다" 라는 것입니다. 즉 어떠한 분만법이 더 우수하고 어떤 분만법이 더 못하고 하는 것은 없습니다.

왜냐하면 모든 분만법들이 순산을 위한다는 같은 목적을 향해 분만 형태만 다르지 기본 원리는 모두 같기 때문입니다.

기본 원리란 어떻게 하면 여러 가지 장점이 많은 좌식 분만으로 유도하느냐 하는 것입니다. 즉 물 속에서 아기를 낳는 수중 분만이나 수중 진통은 물 속이기 때문에 자연히 산모는 물 속에 누울 수는 없기 때문에 앉아서 아기를 낳을 수밖에 없는 것이고 그네분만이라고 하는 것도 특수하게 제작된 의자에 앉아서 분만하는 것으로써 역시 좌식 분만을 돕기 위한 것입니다. 그리고 소플롤로지 분만법 역시 좌선하는 자세를 취하는 것이며 공 분만이나 띠를 이용하는 분만 역시 잡고 앉을 것을 줌으로써 산모를 눕게 하지 않고 조금이라도 더 앉게 하려는 방법들입니다.

다양한 분만법들을 사용하게 됨으로써 산모들은 어떠한 이익을 얻을 수 있습니까?

1. 우선 분만 도중에 다른 분만법들을 사용하게 됨으로써 분위기 전환이 가능하게 되어 순산을 도와 줄 수 있습니다.
   예를 들면 수중 분만이나 그네분만 등은 산모가 처음에는 침대에서 진통을 겪다가 자궁문이 절반 쯤 벌어졌을 때 물 속이나 그네 의자로 앉습니다. 따라서 산모에게 새로운 분위기와 기분 전환을 시켜주어 덜 지치게 되며 새롭게 에너지를 얻을 수 있는 기회가 됩니다.
2. 산모 스스로 선택했다는 데 대해 우선 만족감을 느끼고 순산에 대한 의지가 높아지게 됩니다.
3. 산모 곁에서 지속적인 체크를 해야 하므로 산모, 간호사, 의사의 삼위일체적인 친화력이 증가하게 됩니다.

좌식 분만법이란 그러면 요사이에 시작된 새로운 분만법입니까?

아닙니다. 수 백년 전 과거 우리 선조들이 아기를 낳는 모습을 살펴보면 좌식분만이라고 이름을 붙이지 않아서이지 실은 좌식으로 아기를 더 많이 낳았습니다. 우리 나라뿐 아니라 다른 나라에서도 고대 역사를 보면 서서 분만을 하거나 나뭇가지를 잡고 분만하거나 여러 사람들이 서서 부축해 주면서 아기를 낳거나 하는 분만법들이 여러 가지 자료에서 많이 나타납니다.

따라서 좌식 분만은 요사이 시작된 새로운 분만법이 아니고 오랜 역사를 가지고 우리 조상들이 자연스럽게 사용했던 분만법이라고 생각하면 됩니다.

오히려 현대에 접어들어 병원 분만이 시작되면서 침대와 분만대에 반듯하게 누워서 하는 분만법이 시작되었다고 볼 수 있습니다.

좌식분만이 누워서 하는 분만보다
좋은 점은 어떤 점이 있을까요?

다음과 같은 장점들로 인해 요사이 좌식분만을 많이 권장하고 있습니다.

첫째, 산모가 반듯이 등을 대고 누우면 육중하게 부른 배로 인해 혈관들이 압박을 받게 되어 혈액 순환이 잘 안 됩니다. 이것은 산부인과 교과서에 정확하게 쓰여진 이야기이고 산부인과 전문의들이라면 모두 잘 알고 있는 사실입니다.

따라서 눕는 것보다는 앉아 있는 자세가 일단 혈액 순환이 잘 되어 산모와 아기에게 훨씬 유리합니다.

둘째, 산모가 누워 있는 것보다는 앉아 있는 것이 아기가 아래로 내려올 때 중력감을 최대로 이용할 수 있어 분만 시간을 단축할 수 있습니다.

셋째, 누워 있는 것보다는 앉아 있는 것이 산도 출구가 약 25% 정도 더 넓어집니다.

넷째, 산도가 반듯하게 유지되므로 자궁 수축력의 힘 전달이 훨씬 효과적으로 나타납니다.

다섯째, 산모가 심적으로 불안감을 느끼지 않고 더 편안함을 느낍니다.

분만할 때 산모들이 취할 수 있는
자세에는 어떠한 것들이 있나?

산모들의 다양한 좌식분만 자세

진통을 하거나 분만할 때 산모의 자세도 굉장히 중요한 역할을 합니다. 아기를 낳을 때의 자세는 국가와 인종마다 차이가 있고 또 시대적으로 많이 변화하여 왔습니다. 그러나 어떻게 하면 산모가 덜 고통스러워하고 아기가 잘 나오는가에 대해 그 나름대로 좋은 방법을 택한 결과였으리라 생각됩니다. 참고로 산모들이 취할 수 있는 모든 자세를 보면 다음과 같습니다.

직립자세(upright position)

1. 서서 분만하는 경우

2. 걷는 자세

3. 의자에 반듯이 앉는 자세

4. 쪼그린 자세 (squatting) : 대변 보는 자세

5. 엎드린 자세 (Knee-chest)

6. 꿇는 자세(Kneeling)

   누운 자세(Recumbent position)

1. 옆으로 누운 자세

2. 반듯이 누운 자세

3. 반쯤 기댄 상태

4. 반듯이 누워서 다리를 양쪽으로 벌려 올린 상태(Lithotomy) :
   현재 산부인과에서 가장 많이 사용하고 있는 자세

현재 제왕절개 수술로 분만하는 산모들은 어느 정도로 많습니까?

　과거 20~30년 전에 비해 지금은 전 세계적으로 제왕절개 수술률이 엄청나게 증가했습니다.

　미국은 1965년도에는 약 6.5%에서 1988년도엔 약 25%로 약 4배정도 증가했으며 우리 나라는 1970년도에 4.9%에서 현재 약 40% 정도로 약 10배 정도로 증가했습니다.

　영국의 경우 현재 약 20% 선으로 미국보다는 약간 낮은 비율을 유지하고 있는 실정입니다.

　아무튼 어느 나라를 막론하고 제왕절개로 수술하여 분만하는 비율이 늘어나고 있는데 미국의 경우, 1년에 제왕절개 수술이 약 100만 건 정도로(1992년 통계) 전체 외과 분야에서 가장 많이 하는 수술 비율을 차지하고 있습니다.

요사이 이렇게 제왕절개 분만률이 많이 늘어나고 있는 이유는 무엇입니까?

여러 가지 복합적인 이유가 많이 있습니다.

첫째는 무엇보다도 요사이는 다산(多産)하는 경향이 줄어들어 산모의 대부분이 첫아기를 낳는 초산모로 제왕절개수술 적응증이 많은 때문이고 또한 여성들의 사회진출 결과 고령 산모들이 증가한 때문이며,

둘째는 산모나 가족 모두 출생한 아기가 건강상 아무 문제가 없는 완전한 아기를 원하므로 분만 과정에서 조금이라도 태아에게 문제가 있거나 난산일 경우 즉시 제왕절개술을 원하고,

셋째 요사이 전세계적으로 분만실에서 사용하고 있는 아기 건강상태를 체크하는 전자 심박 감시장치가 태아 이상이나 곤란증을 빨리 알아내어 도움이 되기도 한 반면 조금만 박동이 이상하여도 불안한 나머지 수술을 하게 되므로 아무래도 수술이 증가하게 되며,

넷째 만약 조금이라도 아기에게 문제가 있을 경우 비의료인들은 대부분 제왕절개 수술을 안 했거나 늦게 했기 때문이라고 생각하며 야기되는 비합리적인 의료분쟁 때문이며,

다섯째 제왕절개 수술이 과거에는 위험 부담률이 많은 수술이었지만 요사이는 의학의 발달로 마취나 약제, 시설 등이 갈수록 좋아져서 출산하는 데 어려움이 있다고 판정되는 산모인 경우 쉽게 제왕절개 분만을 선택할 수 있게된 점 등으로 말미암아 최근 제왕절개 수술이 증가하는 것으로 봅니다.

과거 첫아기 때 제왕절개 수술을 받았다면 둘째 아기 때도 꼭 수술을 받아야 할까요?

한 번 제왕절개 수술을 받은 경우 대부분 산모들은 다음에 출산할 때도 꼭 제왕절개를 해야 한다고 생각합니다.

그러나 과거에 제왕절개 수술을 받은 산모들이 의외로 순산할 수 있는 확률은 74~85% 정도로 높습니다.

따라서 선행 제왕절개 수술을 받았다고 할지라도 순산을 원하는 산모

는 담당의사와 상의해서 꼭 수술을 해야 하는지 아니면 순산할 수 있는 가능성이 있는지 미리 상담을 해 보는 것이 좋습니다.

그렇다면 선행 제왕절개를 했더라도 다음 출산 때 어떤 경우에 순산할 수 있는 확률이 많을까요?

1. 선행 제왕절개 수술을 했을 때 원인이 아기 위치가 정상위가 아니었다든가 태반 위치나 아기 상태 등이 문제가 되어 수술한 경우.
2. 선행 제왕절개 시 진통을 24시간 이상 겪기 전에 수술을 해버렸던 경우.
3. 선행 제왕절개 수술 전에 순산을 한 적이 있는 경우.
4. 지금 현재 아기 무게가 4Kg 이하인 경우.
5. 진통이 이미 걸린 상태로 내원 시 경부가 벌써 4cm 이상 벌어진 경우엔 순산 할 수 있는 확률이 높습니다.

그렇다면 선행 제왕절개를 한 뒤 절대로
순산을 시도해서는 안 될 경우도 있나요?

다음과 같은 경우엔 순산을 아예 시도하지 말고 바로 제왕절개 수술을 하는 것이 좋습니다.

첫째, 선행 제왕절개 수술을 어떤 방식으로 했는지 전혀 알 수 없는 경우인데 과거 수술했던 병원에서 어떤 방식으로 수술했는지에 대해 자료를 받은 뒤에 결정해야 합니다.

요사이는 거의 자궁 절개 방식을 세로로 하는 방법을 쓰지 않고 대부분 자궁 하부를 횡절개하는 방법을 쓰고 있긴 하지만 다시 한 번 확인할 필요가 있습니다.

왜냐하면 세로 절개인 경우 자궁 파열 가능성이 높기 때문입니다. (복부절개 방식이 아니고 뱃속 자궁의 절개 방식을 말합니다.)

둘째, 과거 자궁 파열의 경험이 있던 경우.

셋째, 절대적으로 아두 골반 불균형의 상태로 진단된 경우.

전치태반처럼 태반 위치가 이상 있거나 태아 위치에 문제가 있는 경우엔 절대로 순산을 하려고 시도하지 말고 바로 수술을 하는 것이 좋습니다.

수중 분만은 어떤 좋은 점이 있을까요?

첫째는 따뜻한 물에 들어가면 산모들은 일단 안정감과 편안함을 느낍니다. 따라서 온 몸이 이완되어 부드러워지고 출산에 대한 두려움과 염려가 많이 줄고 대신 분만을 적극적으로 이해하고 받아들이는 관심도가 증가하는데 이러한 정신적 안정감이 신체적 안정감으로 이어져 분만 진행을 빠르게 도와줍니다.

둘째, 물 속에서 산모는 물의 부력에 의해 자체 체중에 의한 중력감이 줄어들어 몸이 가벼워져서 마음대로 편안한 자세를 취할 수 있습니다. 또한 대개 남편들과 함께 참여하므로 정신적인 안정감을 가질 수 있습니다.

셋째, 물 속에서는 회음부가 부드럽게 이완되고 탄력성이 좋아져 회음부 절개술을 거의 하지 않아도 큰 문제없이 분만이 이루어집니다.

넷째, 따뜻한 물 속에서는 전신 혈액 순환이 좋아져 훨씬 피로감이 덜합니다.

다섯째, 스트레스와 긴장의 호르몬인 아드레날린 계통의 호르몬 분비가 훨씬 감소하여 불필요한 혈압 상승이 억제됩니다.

여섯째, 물이 찰랑거리는 소리만으로도 산모는 기분이 전환됩니다.

일곱째, 태어난 아기는 양수와 비슷한 따뜻한 물 속으로 나오므로 급격한 환경 변화가 없고 빛이나 조명, 소리의 자극도 훨씬 부드러운 상태에서 태어날 수 있습니다.

여덟째, 물을 통한 아기와의 부드러운 접촉이 엄마와 아기의 유대감을 훨씬 증가시킵니다.

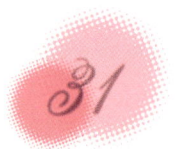

수중 분만의 과정은
어떻게 이루어지나요?

분만 도중 따뜻한 물을 이용한 수중 분만은 다음과 같이 이루어집니다.

1. 진통에 걸리자마자 즉시 물 속에 들어가는 것이 아니고 처음에는 정상분만과 똑같이 진통을 겪다가 자궁문이 약 절반 정도 (5cm 정도) 벌어졌을 때 비로소 물 속으로 들어갑니다.

2. 진통 과정은 정상분만과 똑같지만 물의 여러 가지 좋은 효과로

(산111 참고) 인해 훨씬 편안하고 부드럽게 진행됩니다.

3. 물에 들어가기 전에 심박동을 측정하고 물 속에서 진통을 겪는
   도중 규칙적으로 심박동을 체크하여 아기 상태를 파악합니다.

4. 물의 온도는 섭씨 약 37도를 유지해 주는데 너무 물이 뜨거우면
   산모가 지치기 쉽고 이보다 더 낮으면 추운 느낌이 들어 좋지 않
   습니다. 분만 환경은 간접 조명으로 부드럽게 해주고 좋아하는 음
   악들 들려주면 더할 나위 없이 안락한 분만 환경이 조성됩니다.

5. 진통 과정 중 너무 지치지 않도록 중간 중간 물이나 이온 음료수,
   주스를 마십니다. 우유는 소화가 늦게 되므로 피합니다.

6. 진통시간이 너무 길어지면 산모가 지칠 수 있으므로 물 밖으로
   나와 잠깐 쉬다가 다시 들어가기도 합니다. 따라서 수중
   분만실에는 때때로 쉴 수 있는 편안한 의자나 침대가 있으면
   좋습니다.

7. 물의 부력으로 인해 몸이 훨씬 가벼워지므로 산모가 자유 자재로
   자세를 바꿀 수가 있습니다. 앉거나 쪼그리거나 하는 좌식 분만의
   자세가 자연히 이루어지게 됩니다.
   남편이 대개 뒤에서 팔로 안아서 받쳐 주기 때문에 훨씬 심적인
   안정감을 느끼면서 진통을 겪습니다.

8. 드디어 자궁문이 10cm 정도로 다 열리고 아기 머리가 질 입구에
   내려오게 되면서 산모는 힘을 주기 시작하는데 대개 회음부
   절개 없이 분만합니다. 그러나 너무 시간이 지연될 때는 살짝
   절개를 해주면 진행이 더 빨라지고 상처가 깨끗하기도 합니다.
   머리가 밖으로 다 나오고 나면 어깨와 팔이 나오면서 아가가

나오는데 이때까지는 탯줄에서 산소 공급을 받고 있기 때문에
질식의 위험이 없습니다.

9. 아기가 완전히 산도에서 빠져 나오면 아기는 부력을 받아 살며시
떠오릅니다. 만약의 사고를 방지하기 위해 물 속에서 곧 바로
(20초 이내) 꺼내 입 속의 분비물을 제거해 준 뒤에 엄마에게
안겨 줍니다. 이때 자연스럽게 젖을 빨려도 좋습니다. 아기가
엄마 품에서 일단 안정되면 대개 남편이 탯줄을 자릅니다.

10. 아가가 태어난 후 대개 5~10분 후에 태반이 박리되면서 나오게
되는데 빨리 나오게 될 때는 물 속에서 그대로 받고 시간의
여유가 있으면 태반이 떨어져 나오면서 욕조에 출혈이 너무 많아
불편하므로 정상 분만대로 옮깁니다. 이때 산도에 열상이나
자궁 출혈 여부 등을 함께 확인합니다.

수중 분만에서는 산모는 주로
어떠한 자세로 분만하게 되는가?

물의 부력으로 인해 산모는 힘을 많이 들이지 않고 자유스럽게 자세를
취할 수 있는 장점이 있습니다. 특히 남편이 뒤에서 받쳐 주기 때문에 편

안하게 앉아서(sitting position) 진통을 겪거나 아기가 나오기 가장 편한 자세인 쪼그리는 자세(sqatting position)를 취함으로써 출산하기에 이상적인 자세를 취할 수 있습니다.

쪼그리거나 앉거나 하는 자세는 모두 좌식분만의 형태로 누워서 하는 분만보다 여러 가지 장점이 있습니다(좌식분만 장점 참고).

수중 분만은 다른 나라에서도 많이 합니까?

1803년 프랑스에서 처음 분만이 있었고 미국에서는 1985년에 첫 수중분만 이후 1989년 수중 분만을 위한 모임이 공식적으로(waterbirth international project of GMCHA) 결성되어 현재 여러 병원들이 적극적으로 참여하고 있습니다.

현재는 영국에서 가장 많은 수중분만을 하고 있고 그 외 독일, 오스트리아, 프랑스, 덴마크 등 유럽과 일본, 그리고 호주와 뉴질랜드 등에서도 시행하고 있습니다.

수중분만은
언제부터 시작되었습니까?

　수중 분만은 우리 나라에서는 2000년에 매스컴의 영향으로 갑자기 나타난 새로운 분만법인 것처럼 알고 있는 사람들이 많지만 실제로 그 역사는 고대로부터 유래됩니다.

　고대 이집트 전설에서 물 속에서 태어난 아기가 성직자가 된다는 이야기가 있고 고대 크레다 문명의 미노스인들은 신성한 신전을 수중분만 장소로 사용했으며 하와이언 인디언이나 태평양 연안의 사모아인들, 뉴질랜드의 마오리 족, 고대 북부 중부 남부 아메리카 인디언들이 바닷물이나 낮은 강물에서 분만했다는 보고가 있는 것으로 보아 수중분만의 유래는 오래 되었습니다.

수중 분만의 가장 큰 문제점은 무엇입니까?

　실제로 많은 사람들이 우려하고 있는 것은 균에 의한 태아의 감염 문제입니다. 미국에서 몇 건의 감염 보고가 있었지만 그러나 유럽 쪽에서는 철저히 주의를 하면 감염 방지를 할 수 있다고 주장하고 있습니다.

　실제로 Dr. Rosenthal의 보고에 의하면 1천건의 수중 분만과 2천건의 수중 진통례에서 감염 건은 한 건도 없었다는 보고입니다. 실제로 진통 중엔 태아와 양수의 흐르는 방향이 위에서 아래로 흐르기 때문에 물에서 태아 쪽으로 역 감염되는 것은 상당히 어렵고 수중에 있는 박테리아 균이 실제로 희석되기 때문에 수중 감염은 우리가 우려하는 것보다는 훨씬 적습니다.

　더 많은 경험과 통계가 있어야겠지만 다음과 같은 몇 가지 주의를 하면 산모와 태아 감염에 대한 염려를 최대한 예방할 수 있겠습니다.

　첫째, 욕조의 철저한 소독과 주기적인 세균 배양검사인데 이것은 일회용 욕조 비닐 커버를 사용하면 상당히 편리하게 대처할 수 있습니다.

　둘째, 대체로 깨끗한 수돗물을 사용해도 정수된 물을 사용할 때와 비교해 태아 감염에는 큰 문제가 없다고 하나 요사이 개발된 자동 살균 및 정수하는 기계장치를 하면 더욱 도움이 될 것 같습니다.

수중 분만 하는 경우엔
아기 스스로 호흡을 잘 못합니까?

아기는 태어난 직후 외부 공기의 압력과 온도 차이에 의해 입술과 코를 자극 받음으로써 정상적인 폐호흡이 시작됩니다.

그런데 수중 분만 시엔 물의 온도가 체온과 비슷한 온도인 섭씨 37도를 유지하기 때문에 아기가 물 속으로 나온 후에 온도의 변화가 급격하지 않으므로 즉시 호흡을 시작하지 못할 가능성이 있다는 우려가 있습니다.

그러나 실제로 아기는 물 속에 나오자마자(20초 이내) 곧장 물 밖으로 나오기 때문에 호흡을 위한 자극은 정상 분만 때와 똑같이 받는다고 볼 수 있습니다.

따라서 수중분만을 했다고 해서 아기가 호흡을 못 하거나 하는 일은 없고 만약 아기가 수중 분만 후 질식 증상이 보이는 경우라면 정상적인 분만을 했어도 똑같은 증상을 나타냈을 것이라고 생각할 수 있습니다.

수중분만 중에도 기본적인 아기 심음 체크를 절대로 소홀히 하거나 방심해서는 안 됩니다.

수중분만 시 물 속에서 아기가
질식할 위험성은 없습니까?

수중 분만에서 많은 사람들이 가장 걱정하고 있는 부분입니다.

그러나 아기는 물 속에서 분만하는 순간까지 태반에서 탯줄을 통해 계속 산소 공급이 이루어지고 아기가 나오는 즉시 물 밖으로 꺼내기 때문에 이러한 걱정은 기우입니다.

미국의 수중 분만 전문가들의 모임인 GMCHA(Glbal maternal child health assoeiation)에서는 아기가 물 속으로 나온 지 20초 이내에 물 밖으로 이동시키면 안전하다고 권하고 있습니다.

실제로 1980년 초 미국에서 물 속에서 아기를 20분 이상 너무 오랫동안 꺼내지 않았던 경우와 의사나 조산사의 도움을 전혀 받지 않고 집에서 부부가 분만해서 아기가 질식했던 경우를 제외하곤 아직까지 여러 나라의 통계에서 수중분만 중 아기 질식의 문제는 전혀 없었습니다.

그리고 태반이 자궁벽에서 떨어져 박리가 다 된 후에도 탯줄에서 맥박은 뛸 수 있기 때문에 탯줄의 맥박이 뛴다고 안심하고 너무 오랫동안 물 속에 방치하는 것은 위험합니다.

아기는 즉시 꺼내는 것이 안전합니다.

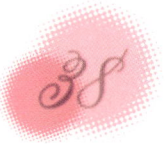

일단 물 속에 들어가면
모두 분만까지 해야 합니까?

　수중분만이라고 해서 반드시 물 속에서 아기를 낳아야 한다는 법은 없고 물 속에서 진통만 겪다가 나오는 수중 진통과 분만까지 진행하는 수중분만으로 나뉘어집니다.

　영국의 경우 수중 진통은 1992년~1993년까지 2백19개의 병원의 통계를 보면 총 1만례의 수중분만 중에서 수중분만까지 종료하는 경우와 수중 진통만을 하는 경우가 1대 1로 거의 비슷하게 이루어졌습니다.

　수중분만을 원하는 경우 자궁문이 약 절반 정도 즉 5cm 정도 벌어졌을 때 물 속으로 들어가게 되는데 이때는 진통이 상당히 심한 상태입니다. 그런데 따뜻한 욕조에 들어가게 되면 기분이 편안해지면서 전신이 이완되기 때문에 통증을 훨씬 덜 느끼게 됩니다.

　진통 과정 중 따뜻한 물의 장점을 최대한 이용하여 따뜻한 물 속에 잠시 들어가 환경을 잠깐 바꿔 보는 것만으로도 수중 진통은 상당한 의미가 있습니다.

　수중 진통만을 원하는 경우엔 물 속에서 진통을 겪다가 자궁문이 완전히 벌어지면 물 밖으로 나와 정상적인 분만을 하시면 됩니다.

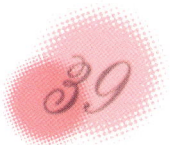

수중 분만이 바람직하지 않은 경우는?

수중분만이 아무리 좋은 점이 많다고 해도 언제나 좋은 것은 아닙니다.

다음과 같은 경우엔 수중분만을 하지 않는 것이 좋습니다.

즉 산모 자신이나 남편이 물을 싫어하거나 두려워할 때 혹은 산과적으로 고위험 임신인 경우나 양수에 태변이 섞여 나오는 등 태아의 상태가 좋지 않을 경우입니다.

또한 아기 크기와 골반이 불균형이 있어 난산이 염려될 때와 아기 위치가 정상이 아니거나 태반 위치가 좋지 않을 때, 그리고 조기 양수 파막으로 상당한 시간이 경과했을 때도 피하는 것이 좋습니다.

그리고 간염 보균자나 에이즈, 매독 보균자인 경우도 감염 방지를 위해 하지 않는 것이 좋습니다. 따라서 수중분만은 담당 선생님과 충분한 상의 후에 이루어져야 합니다.

소프롤로지 분만법이란 말뜻은 무엇입니까?

조화, 평화를 뜻하는 'Sos'와 정신과 영혼을 의미하는 'Phren', 연구나 학문을 뜻하는 'Logos'가 모여서 된 말인데 1960년 스테인의 신경 정신과 의사인 알폰소 카이세노 박사가 자신의 환자를 치료하기 위한 방법으로 연구하기 시작한 것입니다.

즉 정신의 평화와 안정, 조화를 위해 동양적인 요가 사상, 불교의 선(禪) 사상 등을 서양적인 이완법에 접목시켰습니다.

출산에 적용하기 시작한 것은 1976년 불란서의 쟌느크레프가 산밋셀 병원에서 처음으로 소프롤로지 연구회를 개최하면서 시작되었습니다.

아직까지 우리나라에서 많이 사용하고 있는
라마즈 분만법과 소프롤로지 분만법은
어떠한 차이가 있나요?

두 가지 방법 모두 분만을 좀 더 편안한 가운데 순산을 유도하고자 하는 목적은 같습니다.

그러나 두 가지 분만법에는 확실한 차이점이 있습니다. 진통을 소련의 생리학자 파블로프의 조건 반사에 이론적 근거를 두고 있는 라마즈 분만법은 그 반사경로를 특수한 호흡법과 근육 이완법으로 차단시킴으로써 통증을 망각하고 대항하는 방법으로, 말하자면 정신 예방성 무통 분만법의 일종입니다. 따라서 명료한 의식하에서만 가능한 서양적인 특색이 강한 분만법이 되겠습니다.

반면에 소프롤로지 분만법에서는 있는 진통 그 자체를 아기를 낳기 위한 귀중한 에너지로 생각하고 진통 그 자체를 그대로 인정하고 받아

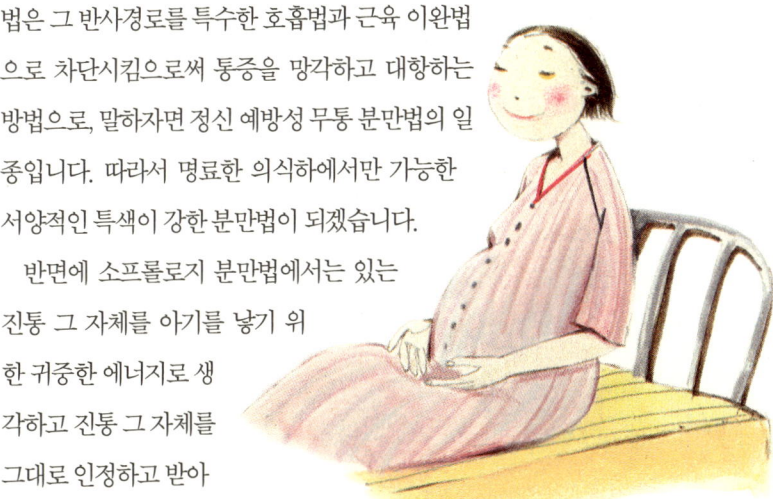

들이면서 그것을 극복하려는 다분히 동양적인 요소가 짙은 것이 가장 큰 차이점이 되겠습니다. 따라서 소프롤로지 분만법에서는 정신 상태를 자기 암시와 영상화 훈련을 통해 가장 편안한 잠들기 직전의 상태인 소플로 리미날 상태에서 분만이 진행됩니다.

또한 라마즈 분만법에서는 흉식 호흡이 기본이 되어 있는 반면에 소프롤로지 분만법에서는 훨씬 호흡량이 큰 복식호흡을 기본으로 하는 것도 차이점 중의 하나이며 또한 좌식 내지 반 좌식으로 앉아서 분만하는 것도 훨씬 유리한 점이 되겠습니다.

소프롤로지 분만을 위한 훈련은 구체적으로 어떻게 하는 것이 좋습니까?

1. 먼저 좌선하는 자세로 허리를 반듯하게 펴고 앉으십시오. 하루에 10~15분 정도 임신 7개월 정도부터 훈련을 하면 아주 좋습니다.
2. 눈을 감는 것이 정신을 집중하는 데 좋습니다. 너무 밝은 곳보다는 적당히 어두운 곳이 마음을 가라앉히고 집중하는 데 좋습니다.
3. 마음을 최대한 평화롭게 가라앉히십시오. 분만을 두려워하거나

겁내지 말고 분만을 잠시 후 사랑하는 아기를 만나기 위한 특별한 여행으로 생각하십시오.

또한 분만에 대해 자신을 가지십시오. 분만은 아주 자연스러운 생명 현상으로 특별한 문제가 없는 한 대부분 순산을 할 수 있습니다.

4. 호흡은 복식호흡으로 깊이 공기를 들이마시면서 배를 불리십시오. 뱃속으로 산소를 가득 집어넣는다고 생각하십시오. 최대한 들이마셨다고 생각되면 그 상태에서 숨을 참고 잠깐 호흡을 멈추십시오.

이 순간에는 복부 부분만 아니라 허리와 팔 다리의 모든 부위가 팽팽하게 긴장하게 됩니다. 더 이상 참기 어려우면 천천히 숨을 내쉬면서 온 몸을 부드럽게 이완시키면서 풀어주세요.

이렇게 온 몸을 수축과 이완을 주기적으로 호흡과 함께 하면 몸이 경직되지 않고 지치지도 않으면서 산도가 부드럽게 열리는 데 도움을 줍니다.

5. 정신 상태는 소프롤로 리미날 상태 즉 잠들기 직전의 몽롱하고 편안한 상태로 빠져들도록 합니다. 그러기 위해서는 지속적이고 영상적인 자기 암시가 필요합니다.

이 영상 훈련(Image training)은 살아오면서 자신이 간직하고 있는 좋은 추억이나, 아기와의 만남, 앞으로 바라는 미래의 모습 등을 영상화 하면서 자신에게 암시하는 과정입니다.

진통과 함께 차츰 열리고 있는 자신의 몸을 상상하며 느껴 보기도 하고 하늘에 떠다니는 평화스러운 구름이나 바람, 산과 들 같은

자연의 모습, 청아한 풍경소리나 좋아하는 음악, 혹은 자신과
대화를 하면서 스스로 묵상 속에 몰입해 갑니다.

6. 가능하면 보호자는 한 분만 계시는 것이 좋고 또한 자꾸 말을
거는 것은 정신 집중을 방해할 수 있으므로 조용히 해주는 것이
좋습니다.

7. 산전 체조나 소프롤로지 체조 등을 통해 꾸준한 운동을 해주어야
하고 진통 중에도 간간이 목을 돌리거나 팔 다리를 수시로 폈다
오므렸다 하면서 긴장하지 않도록 해주고 수시로 일어서서
걷기도 하고 마사지도 하여 혈액 순환이 잘 되도록 부드럽게
풀어줍니다.

분만실에서 남편
(남편이 아니더라도 편안함과 안정감을 줄 수 있는
친척이나 사람이면 누구나 가능함)은
어떤 점을 주의해야 할까?

1. 끝까지 긍정적인 격려를 해주어야 한다.
설사 산모의 호흡이 충분히 깊지 못하고 리듬이 안정되지 못한

경우에라도 이런 말은 절대로 해서는 안 된다.

"지금 호흡은 틀렸어. 너무 짧아."라고 하거나 "지금 하는 것은 복식호흡이 아니야. 왜 이렇게 못하지?" 등등 부정적인 비판은 산모의 용기를 빼앗아 버리기 때문에 아주 금물입니다. 끝까지 칭찬과 격려를 아끼지 않아야 합니다. "응, 잘 했어. 조금만 길게 충분히 호흡하면 되겠어", "조금만 참으면 되겠어. 힘내자."

진통 중 호흡을 잘 하고 못하고가 중요한 것이 아니고 결국 어떻게 순산을 하느냐가 중요한 것이 아니겠습니까?

2. 남편 대기실이나 분만 대기실 밖에서 잠깐 흡연이나 휴식을 위해 또는 필요한 소모품 등을 구입하기 위해 자리를 비우게 될 때는 너무 오랫동안 지체하지 말아야 합니다. 산모는 생소한 진통실에서 오지 않는 남편을 기다리며 심리적으로 더욱 불안정해 질 수 있기 때문입니다.

또한 산모가 진통실에 처음 도착하게 되면 분만을 위해 전처치 (관장이나 주사, 회음부 면도 등)를 하는데 이때 대개의 병원에서는 잠깐 남편들이나 보호자를 밖에 나가 있게 합니다. 그리고 준비가 다 끝나면 담당 간호사들이 보호자들을 안으로 들어오게 하는데 때로 이것을 잊어버릴 수도 있으므로 20~30분이 지나도 들어와도 좋다는 말이 없으면 벨이나 인터폰을 통해 직원과 통화하여 들어가도 좋은가를 확인하는 것도 좋습니다.

3. 산모가 일일이 대답을 요구하는 질문은 삼가는 것이 좋습니다.

진통실에서 남편은
어떻게 산모를 도와주어야 할까?

    흔히 진통실에서 남편들은 아파하는 아내 옆에서 무엇을 어떻게 도와주어야 할지 모르고 당황하는 수가 많습니다. 다음과 같은 몇 가지만 도와주어도 큰 도움이 되겠습니다.

    첫째, 남편이 우선 옆에 있어 준다는 것 자체가 산모에겐 굉장히 편안하고 자신감을 줍니다. 따라서 분만 시엔 남편이 '진통을 함께 나눈다'는 기본적인 마음 자세로 함께 있어 주는 것이 무엇보다도 중요합니다.

    둘째, 격려가 담긴 대화를 해줍니다. "자, 힘내", "너무 잘 했어" 등 진심이 깃들고 아내의 성격에 맞춘 언어로 용기를 줍니다.

    셋째, 호흡을 함께 해줍니다. 소프롤로지 호흡은 요가 호흡을 이용한 복식 호흡으로 숨을 천천히 들이마시면서 배를 불리고 최대한 들이마신 상태에서 약간 멈춘 다음 천천히 숨을 내 쉬면서 배가 들어가게 합니다. 진통 중에 이 호흡의 리듬을 꾸준히 해줌으로써 산모의 정신 집중을 시키고 태아와 산모에게 산소 공급을 충분히 해줍니다.

넷째, 이완을 돕기 위한 운동과 마사지 등을 해줍니다.

진통 중 산모는 자칫 두려움과 통증으로 몸이 경직되기 쉽습니다. 따라서 산모는 누워 있는 것보다는 좌식으로 편안하게 앉아 팔 다리나 목을 수시로 움직이게 하고 마사지 등을 해줍니다. 치아나 입술을 너무 물고 힘을 주든지 팔 다리가 경직되어 있다든지 하면 힘을 빼라고 이야기해 줍니다. "얼굴을 부드럽게 펴 봐요. 힘이 들어가 있어요." 등등

다섯째, 땀을 닦아주거나 시원한 물수건으로 얼굴이나 목을 닦아 주면서 격려합니다.

1. 분만실과 대기실의 불빛을 간접 조명으로 눈부시지 않게 합니다.
   산모에게 편안감을 주고 막 태어난 아기에게 강렬한 자극을 주지
   않게 하기 위해 간접 조명을 사용하는 것이 좋습니다.

2. 좌식분만을 기본으로 합니다. 좌식분만의 이점은 반듯이 누워
   있을 때보다 골반이 20~30도 정도 더 넓어지고 아기 자체의
   무게에 의한 중력을 최대한 이용할 수 있어 순산률이 높다는 데
   있습니다.

3. 소프롤로지 좌식분만, 수중분만, 공분만 등 순산을 도와주는 다양
   한 분만 선택이 가능하게 합시다. 다양한 분만법은 산모를 덜
   지치게 하고 스스로 선택했다는 참여의식을 갖게 합니다.

4. 산모를 침대에 가만히 누워 있게 하지 않습니다.
   산모는 환자가 아닙니다. 진통이 심해지기 전까지는 정원과 복도,
   베란다에서 산책하며 심호흡도하며 휴식도 취하게 합니다.
   음악도 듣고 카드놀이도 하면서 태어날 아기를 위한 기다림의
   시간을 마음껏 음미합니다.

5. 아기를 울게 하기 위해 태어나자마자 무조건 때리지 않습니다.
   아기는 분만 직후 몇 분 정도까지는 탯줄을 통해 혈액 공급과
   산소 공급이 가능합니다. 따라서 태어난 즉시 무조건 엉덩이를
   때리는 것은 일종의 폭력입니다(응급상황 시 제외).

6. 막 태어난 아기는 일단 엄마의 가슴에 안겨 엄마와 첫 상면을
   하게 한 후 엄마의 심박음을 듣게 해주어서 아기를 훨씬 안정시켜

줍니다. 원하는 경우 아빠가 탯줄을 자릅니다.

7. 아기 피부를 덮고 있는 하얀 태지를 지저분하다고 박박 닦아내지
   않습니다.
   태지는 아기 피부를 보호하고 있는 일종의 보호막입니다.
   우선 보기 싫다고 깨끗이 닦아 버리면 안 됩니다.

8. 회음부 절개는 무조건 하지 않습니다.
   회음부 탄력이 좋은 경우는 회음부 절개를 하지 않아도 자연
   열상만으로도 분만이 이루어지고 분만 후에도 훨씬 편안하게
   회복할 수 있습니다.
   분만 2~3개월 전부터 회음부 마사지가 도움이 됩니다.

진통 중 흔히 일어날 수 있는 과호흡 현상
(hyperventilation syndrome)이란
무엇이며 예방하는 방법은?

진통 중 산모가 너무 긴장하거나 진통을 두려워할 때 혹은 강한 진통에

너무 지쳐버리면 충분히 길게 들이마시고 내쉬는 호흡을 유지하지 못하는 경우가 있습니다. 대신 짧은 호흡을 가쁘게 쉬는 경우가 있는데 이것이 바로 과호흡입니다. 얇은 호흡은 충분히 가스 교환이 이루어지지 않으면서 횟수만 많게 되는데 이런 경우 체내에 탄산가스가 축적되어 알칼리화 현상이 일어나게 되므로 주의합니다.

과호흡의 증상으로는 어지럽거나 두통을 호소하기도 하고, 팔 다리나 코끝이 멍멍하거나 절절합니다.

과호흡이 일어나지 않게 하기 위해서는 남편이나 보호자와 함께 미리 호흡이 충분히 완전한지를 체크합니다. 특히 내쉬는 숨이 충분히 길고 완전히 내쉬는지를 체크해 줍니다. 호흡은 유지할 수만 있다면 최대한 2~3초 정도 천천히 길게 들이마시고 또 2~3초 정도 길게 내쉬면 좋으나 진통이 강해지면 이렇게 길게 하는 것은 상당히 어려워집니다. 따라서 너무 무리하지 않는 범위 내에서 길고 천천히 호흡을 유지하면 되겠습니다.

제10장

산후관리

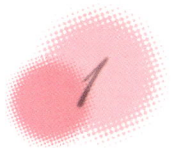

정상 분만한 다음에는 얼마 후에야 움직이거나 걸어다닐 수 있을까?

분만 후 3~4시간 정도 경과하면 얼마든지 가능합니다.

분만 후 가만히 누워 있는 것보다 이렇게 빨리 움직이면

첫째, 방광 기능을 빨리 회복하게 되어 소변을 잘 볼 수 있도록 해주고

둘째, 변비 방지에도 도움이 되며

셋째, 혈관 내에 혈전증을 초래하여 아주 드물게 나타나는 폐색전증 같은 응급상황을 방지해 줄 수 있는 장점이 있습니다.

그러나 분만 직후 처음 걸을 때는 일시적인 현기증으로 인해 넘어질 수 있으므로 꼭 보호자가 옆에서 부축을 해주어야 합니다. 때로 갑자기 넘어짐으로써 머리나 몸을 다칠 수 있으므로 주의해야 합니다.

그러나 난산을 했거나 분만 중 출혈이 많았던 경우는 꼭 담당 의사선생님과 상의 후에 움직이십시오.

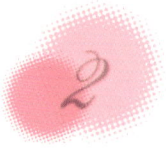

출산이 다 끝난 뒤에도 산후통증이 있다는데 이것도 고통스러운 것인가요?

출산이 끝나면 임신중보다 500~1000배 정도로 커져 있던 자궁은 강한 수축을 일으키면서 원래 상태로 줄어들기 시작합니다.

이때 산모들은 개인적인 차이는 있지만 상당한 통증을 느낄 수 있는데 이렇게 출산 후 자궁이 아물어 들기 위해 수축을 일으킬 때 오는 통증을 산후통이라고 하며 특히 초산모보다는 경산모에서 그 불쾌감이 심할 수 있습니다. 그러나 아기를 낳을 때 겪는 진통에 비하면 아무것도 아니므로 걱정할 필요가 없습니다.

자궁 수축이 좋은 경우는 아기를 낳은 직후 배꼽 아래에서 자궁이 아기 머리 정도 크기로 단단한 공처럼 만져지는데 간혹 어떤 산모들은 이것을 보고 혹시 더 나올 아기가 한 명 있지 않나 염려하기도 하고 혹은 배에 혹 덩어리가 잡힌다고 걱정하는 경우도 있습니다. 아무튼 만삭 때 가슴까지 높이 올라와 있던 자궁이 출산이 끝나자마자 배꼽 바로 아래까지 순식간에 줄어든다는 것은 대단히 놀랍고 경이스러운 변화입니다.

그러나 이렇게 자궁 수축이 잘 되어야 이완성 출혈이 없기 때문에 분만실에서는 중요한 건강 지표가 되고 오히려 딱딱하게 뭉치지 않을 때 굉장한 주의를 합니다.

통증이 너무 심하면 담당 의사선생님과 상의하여 진통제를 쓰면 한결 편안하고 진통제로 인해 아기나 엄마한테 해는 없습니다.

특히 아기가 젖꼭지를 빨 때 자궁을 수축하는 옥시토신이라는 호르몬이 분비되므로 산후통이 더 심할 수 있지만 대개 산후 3일 정도 지나면 거의 없어집니다.

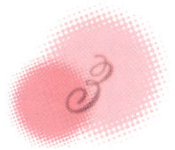

분만시 회음부 상처가
빨리 회복하게 하기 위해서
얼마나 시간이 필요하고 어떤 관리가 필요하나요?

출산 후 회음부 절개 부위의 통증은 의외로 상당히 심합니다. 특히 초산모인 경우 경산모보다 회음부 절개를 많이 하기 때문에 훨씬 통증이 심하고 힘들 때가 많습니다.

회음부 상처를 빨리 아물게 하고 통증을 가라앉게 하는 방법으로 소독과 좌욕으로 청결하게 한 뒤 램프를 이용하여 열치료를 하는 것이 기본입니다.

그러나 더운 여름날 같은 경우엔 오히려 열치료가 더 불편할 수 있고 이때는 얼음 주머니를 시원하게 대 주는 것이 부기나 통증을 가라앉히는 데 더 좋을 수도 있습니다.

통증이 심하여 거동이 불편할 때는 주치의와 상담한 후 진통제를 약간씩 주면 아주 편안합니다. 회음부 통증은 약 3주일 지나면 거의 회복되고 대부분 자연히 녹는 실을 사용하기 때문에 따로 뺄 필요가 없습니다.

그러나 시간이 경과해도 전혀 통증이 좋아지지 않거나 오히려 더 심해지거나 하면 염증이나 혈종 가능성이 있으므로 꼭 진찰을 요합니다.

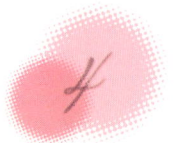

분만 후 좌욕은 언제부터 또 어떻게 하는 것이 좋을까요?

대개 분만 24시간 후, 즉 하루 지나서 따뜻한 물에 앉아 좌욕을 하고 열치료를 받는 것이 좋습니다. 좌욕을 할 때 특별히 염증 소견이 있을 때는 소독약제를 타서 하기도 하지만 대개 충분히 끓인 물을 따끈할 정도로 약간 식혀 사용하면 문제 없습니다.

좌욕 후나 대변을 보고 나서 회음부를 닦을 때는 앞쪽에서 뒤쪽, 즉 회음부에서 항문 쪽으로 닦아야 균 오염이 없겠습니다.

분만 후 머리카락 상태는 어떻게 변화하며 어떻게 관리해야 할까?

출산을 하고 나면 머리카락이 상당히 가늘어지고 힘이 없어지면서 탈모 현상이 현저하게 생깁니다. 머리를 빗을 때 뿐만 아니라 베개나 옷에도 빠진 머리가 많이 묻어 있게 됩니다.

이런 현상은 임신중 풍부한 호르몬분비의 창고였던 태반이 없어짐으로써 더 이상 머리에 영양 공급이 잘 되지 않기 때문에 초래되는 현상이고 출산 후 스트레스나 다른 호르몬 불균형으로 더욱 심해질 수 있습니다.

따라서 이때는 머리가 건조하고 영양상태가 좋지 않으므로 매일 감지 말고 2~3일에 한 번씩만 감도록 합니다.

머리에 컬이나 고무줄로 묶거나 하여 자극을 주는 것은 좋지 않고 퍼머나 드라이 등도 가능하면 분만 직후에는 하지 않는 것이 좋습니다.

또 샴푸도 너무 세척력이 강한 것보다는 단백질이나 식물성 오일이 함유된 것을 사용하는 것이 좋습니다.

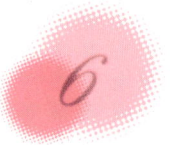

분만 후에 치질이 심해질 수 있다고 하는데
어떻게 해야 하나요?

분만하는 동안 아기가 산도를 내려오면서 지속적으로 장을 압박하고 아래로 힘을 주기 때문에 항문 쪽 정맥이 혈액 순환이 되지 않아 부풀어 오르는 치질이 생길 수 있습니다. 여기에다가 분만 직후 장운동이 일시적으로 많이 저하되어 변비까지 생기게 되면 더욱 치질이 심해질 수 있습니다. 치질이 생기면 통증이 상당히 심하여 산후에 이로 인해 고생하는 산모들이 꽤 있습니다. 따뜻한 물에 앉아 좌욕을 하고 빠진 치질을 손가락으로 다시 넣어 주고 이 부위에 통증을 완화시키는 연고나 크림을 사용하고 다시 빠지지 않도록 엎드려 있거나 눌러 줍니다.

이때 손톱이 너무 길거나 날카로워 상처가 나면 이차적으로 염증을 유발 할 수 있으므로 주의합니다.

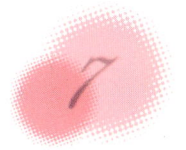

분만 후에 변비를
예방하는 방법은 무엇입니까?

분만 후엔 상당히 많은 산모들이 변비로 고생을 하게 됩니다. 회음부 절개를 해서 상당히 통증이 심한데 여기에 변비까지 생겨버리면 산모들은 화장실 가는 것에 공포심을 가질 정도로 통증을 느낍니다.

분만 후에 이렇게 변비가 잘 생기는 원인은 임신 기간 동안 내내 무거운 자궁이 장을 압박하므로 장운동이 활발하지 못한 데다 임신 중 태반에서 엄청나게 분비되는 푸로게스테론 호르몬의 영향으로 장이 이완되기 때문입니다.

변비로 인해 최대한 고생을 하지 않기 위해서는

첫째, 분만 직후부터 대변을 부드럽게 하는 약제를 3~4일 정도 복용하면 편리합니다.

둘째, 과일을 많이 먹습니다. 과일은 영양적으로 좋을 뿐만 아니라 대변을 부드럽게 해주는 역할도 합니다. 특히 밤에 먹으면 더 효과가 높아집니다. 과일 중에서도 특히 변비에 효과가 높은 것으로는 자두, 무화과, 대추, 야자, 건포도, 사과 등이 있습니다.

셋째, 섬유소가 많은 야채, 감자, 고구마, 채소류는 장을 자극하여 변비를 방지합니다.

넷째, 따뜻한 물을 최소한 하루에 3~4잔씩 마시면 경우에 따라 아주 좋고 물 외에도 이온 음료수나 주스 등으로 수분 섭취를 많이 하면 변비에 도움이 됩니다.

다섯째, 걷기 등 운동을 꾸준히 함으로써 변비가 해소됩니다.

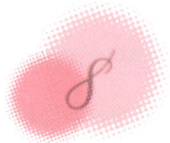

분만 후에 나오는 오로란 무엇이며 어떻게 또 얼마나 나오나요?

분만 후엔 지저분한 분비물이 상당히 많이 나오는데 이것을 오로라고 합니다. 이것은 임신중 커졌던 자궁이 원래 상태로 줄어들면서 자궁 안의 내막 찌꺼기나 혈액, 상피 조직 등이 떨어져 나오는 것이지요.

대개 분만 후 6주 정도 지나면 오로가 멈추게 되는데 모유를 수유하는 산모들은 젖을 빨릴 때 자궁을 수축시키는 옥시토신이라는 호르몬 분비가 되므로 오로 현상이 더 빨리 끝나기도 합니다.

오로가 나올 때는 대개 위생 패드를 사용하는 것이 좋고 탐폰을 쓰기를 원할 때는 최소한 분만 후 2주는 지나야 하고 염증 가능성에 대해서 반드시 담당 의사선생님과 상의 후에 사용하는 것이 좋습니다.

분만 후 처음에는 혈액 성분이 많이 섞여 붉게 나오다가 3~4일 지나면 색깔이 점점 연해지고 10일 정도 지나면 거의 무색이나 연한 노란색으로 변합니다.

만약 오로 색깔이 계속 혈액처럼 나오거나 냄새가 많이 나면 반드시 진찰을 한 번 받아 보아야 합니다.

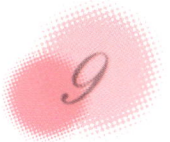

출산 후 갑자기 겪을 수 있는 산후 우울증은 어떻게 나타납니까?

출산 후 산모들이 겪을 수 있는 증상으로써 식욕을 잃고 불면증이 오며 심한 경우 살기 싫다는 비관적인 생각까지 하는 경우도 있습니다.

아기를 귀찮아 하기까지 하며 그러면서도 스스로 비정하고 사랑이 부족한 엄마라는 생각으로 인한 죄의식으로 더욱 우울증이 악화되기도 합니다.

실제로 산후 우울증이 심하여 자살까지 한 경우도 있습니다. 특히 원하지 않는 아기를 출산했다거나 결혼 자체에 문제가 있는 경우 즉, 미혼

모나 정상적인 커플이 아닌 경우, 심리적인 부담이 큰 경우 더 많이 나타
나기도 합니다.

산후 우울증의 원인은 무엇일까요?

첫째, 임신과 출산에 따른 커다란 긴장감과 두려움을 겪고 난 후 갑자
기 긴장이 풀어지면서 오는 심리적인 허탈감 때문이거나,

둘째, 출산 직후 특히 병실에 대한 적응 부족으로 인한 수면 부족.

셋째, 퇴원 후 육아와 가사에 대한 심적 부담감.

넷째, 출산 후 육체적인 불편함과 통증으로 인한 거북함.

다섯째, 체형이 다소 변화하고 미용적인 면에서 특히 남편에게 매력없
는 여성이 되어 버리지나 않을까 하는 불안감 등이 산모에게 심리적인 스
트레스를 줌으로써 일어나는 현상으로 봅니다.

산후 우울증을 산모가 보일 때
어떻게 극복할 수 있을까?

산후에는 자칫 남편이나 온 가족이 아기에게만 관심을 두기 쉬운데 산모에게도 배려와 사랑을 보여주는 것이 중요합니다. 남편과 가족들의 진심 어린 애정이나 위안이 산후 우울증에서 빨리 벗어날 수 있게 해줍니다.

특히 산후 우울증 증상을 보이는 경우 남편들이 다음과 같은 점에 유의해 준다면 도움이 됩니다.

1. 무엇보다도 아내에게 관심을 가져 주고 애정을 보여준다.
   만약 증상이 심해지거나 호전 되지 않으면 전문의와의 상담도
   꺼리지 말고 아내의 치료에 동참하자.

2. 산후 우울증은 일시적인 증상일 뿐이고 회복하면 예전의
   부부상태로 돌아갈수 있으리라는 믿음을 갖는다.

3. 아내의 육체적인 노고를 함께 덜어 준다. 만약 산후 젖이 많이
   불어 통증을 호소할 경우 남편이 짜 주거나 도와줄 때 아내는
   훨씬 정신적인 안정을 느낀다.

4. 집안일을 함께 도와준다. 아기가 태어남으로써 갑자기 늘어난
   집안일에 아내는 육체적인 스트레스를 받게 된다. 이러한 아내를

진심으로 배려해 주고 도와주자.

5. 남에게 도움도 청해 본다. 처가나 본가 혹은 친구에게도 상황을
   알리고 도움을 청한다. 아내와 자신이 감당하기 어려우면 당분간
   웬만한 집안일은 남의 손에 맡기기도 한다.

6. 인내심을 갖고 될 수 있으면 아내 옆에 있는 시간을 많이 갖는다.
   자신이 아내를 사랑한다는 사실과 듬직한 지지자로 항상 옆에
   있는 사람이란 것을 확인시킨다.

출산 후엔 언제부터 피임을 해야 하나요?

출산 후엔 월경이 얼마간 없기 때문에 임신을 하지 않는다고 생각하면
오산입니다.

월경 없이 임신이 바로 되는 경우도 많고, 모유 수유를 한다고 해서 안
전한 것도 아닙니다. 모유를 먹이면 안 먹이는 것보다 배란 시기가 다소
늦게 나온다는 것이지 절대로 그 자체가 피임 방법은 아니기 때문에 주의
해야 합니다.

모유를 먹이지 않는 경우엔 출산 후 3주부터, 모유를 먹이는 경우엔 3
개월부터는 정확하게 피임을 해야 합니다. 그러나 모유와 우유를 섞어서

먹이는 경우엔 3개월보다 더 빨리 배란 될 수 있으므로 이보다는 더 빨리 피임을 시작해야 합니다.

아무튼 출산 후 피임 시작은 이 '3' 법칙을 절대로 잊으시면 안 됩니다.

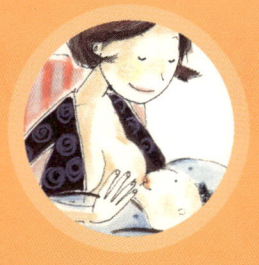

제 11 장

모유수유

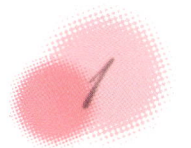

분만 후에 모유를 먹이면
나중에 젖이 처지게 되나요?

그렇지 않습니다. 젖이 처지게 되는 원인은 아기가 젖을 빨아서가 아니라 임신중이나 출산후 유방이 커져 무거워졌을 때 적절한 브레지어로 받쳐 주지 않았던 원인이 훨씬 큽니다.

출산하지 않았거나 젖을 먹이지 않은 산모가 젖을 먹인 엄마보다 젖이 더 처질 이유는 없지만, 그러나 젖을 먹였다고 해서 젖이 다 처지는 것은 아닙니다.

따라서 젖이 처지는 것을 방지하려면 임신부용 혹은 수유용의 적절한 브레지어를 착용하여 받쳐 주어야 합니다. 하지만 젖을 너무 오랫동안(1년 이상) 빨리거나 젖을 먹이는 아기의 수효가 많을 때는 아무래도 유방이 처지게 될 가능성이 많아지겠습니다.

그러나 요사이는 대부분 아기를 다산(多産)하지는 않는 경향이고 일년 이상 모유 수유를 하는 경우도 드물어서 모유 수유 자체로 인해 유방이 처지는 것은 문제되지 않겠습니다.

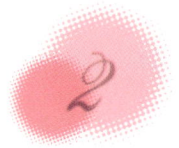

유방 크기가 작은데도
젖이 많이 나올까요?

얼마든지 많이 나올 수 있습니다. 젖이 많이 나오고 적게 나오는 것은 유방 크기에 따라 결정되는 것이 아니고 아기가 얼마나 젖을 많이 빨아주고 유방 관리를 잘 하느냐에 달려 있습니다.

임신 8~9개월부터는 따뜻한 물수건으로 찜질하면서 식물성 오일이나 크림으로 유방마사지를 해주어 미리 유방 조직을 발달시켜 주고 출산 후에도 지속적인 관리와 충분한 수분 및 영양 섭취 등을 해주면 좋습니다.

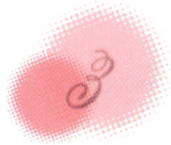

얼핏 보면 그렇습니다. 우유병 한 병을 비우는 데는 10분 내지 길어야 20분이면 족합니다

그러나 모유를 먹일 때는 아무리 빨라야 30~40분이고 대개는 1시간이 소요됩니다.

10분 대 60분의 비교가 될 수 있겠지요.

그러나 이 시간을 '시간적 손실'로 보면 절대로 안 됩니다.

이 시간은 엄마가 아기와 함께 살을 맞대고 사랑을 나누는 무엇과도 바꿀 수 없는 소중한 시간입니다. 사랑을 나누는 데 무슨 '손실'을 따질 수 있겠습니까?

길면 길수록 아기에게는 좋은 것이지요. 따뜻한 체온을 나누고 눈과 눈을 마주치면서 젖을 먹는 시간의 소중함은 절대로 시간적으로 따질 수 없는 것입니다.

또 하나 중요한 것은, 이 시간을 이용하여 엄마는 편안히 휴식할 수 있다는 커다란 장점이 있습니다. 특히 옆으로 누워서 젖을 줄 때는 엄마는 더욱 편안하게 쉴 수 있는 아주 좋은 시간이 됩니다.

따라서 모유를 먹이는 것은 우유를 먹는 것처럼 단순히 먹는다는 것 외에 아기와 엄마가 사랑을 나누고 엄마가 쉴 수 있다는 중요한 의미가 있습니다.

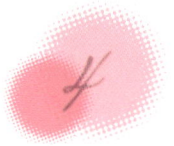

모유를 먹이고 싶은데 과거 출산
직후 모유가 너무 적게 나와 포기했습니다.
이번 출산 때는 젖을 잘 나오게 하는
좋은 방법이 있을까요?

대개 출산 직후 며칠간 젖이 잘 나오질 않아 산모와 아기가 모두 고생하는 경우가 있습니다. 따라서 이 시기의 어려움을 극복해내지 못하고 모유 수유를 포기해 버리는 경우도 많습니다.

가장 큰 원인은 출산 직후에 젖을 늦게 빨리거나 자주 빨리지 않은 때문입니다. 설상가상으로 젖이 적어 아기가 배고파 한다는 생각이 더욱 산모를 불안하고 우울하게 하여 더욱 젖이 줄어드는 악순환에 빠지게 됩니다. 따라서 이를 극복하기 위해서는 우선 자신감을 갖고 편안한 마음으로 분만 직후 가능한 한 빨리 젖을 빨리기 시작하십시오.

병원에 따라 모유 수유를 권장하고 배려해 주는 경우엔 분만 후 회복실에서부터 젖을 빨릴 수 있도록 하고 있습니다. 특히 모자 동실을 신청하면 아기와 계속 함께 있으면서 더 빨리 더 자주 젖을 빨릴 수 있어 모유 수유를 하는 데 좋습니다.

젖을 잘 나오게 하기 위해서는 출산 전부터 유방 마사지를 비롯해 때때로 젖을 짜내 주는 것도 중요합니다. 또한 산후 젖이 잘 나오도록 영양식과 국물, 충분한 수면 등도 중요합니다.

모유 수유가 좋다는 것은 대부분의
엄마들이 다 알고 있는 사실입니다.
그런데 실제로 모유 수유를 하고 있는
경우가 무척 적은 원인은 무엇입니까?

모유가 좋다고 하는 것은 많은 엄마들이 알고 있지만 모유 수유를 하는 경우는 실제로 전체 수유모 중에서 불과 약 절반 정도 밖에 안 됩니다(미국의 경우).

이렇게 모유 수유가 사실상 적은 원인은

첫째, 맨 처음(1930~1960년대) 우유를 먹인 여성들은 전문 직업을 가지고 수입이 많으면서 사회적인 지위가 높은 경우가 많았습니다. 따라서 우유를 먹이는 것이 부와 능력을 가진 여성을 상징하는 개념으로 은연 중

잘못 인식되어진 원인도 있으며

둘째, 직장 생활을 하는 여성들이 더욱 증가하여 실제로 모유 수유가 어려운 경우가 많고

셋째, 막강한 경제적인 투자로 우유회사는 적극적인 홍보를 하지만 모유를 권장하는 모임들의 힘은 상대적으로 약하여 엄마들이 모유 수유의 중요성을 망각하는 경우가 많으며

넷째, 모유 수유를 하게 되면 성적인 매력이 줄어들지 않을까 하는 생각을 무의식적으로 남편과 아내 모두가 가지고 있는 경우가 많기 때문으로 봅니다.

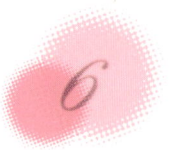

모유와 우유의 영양가를 비교한 것을 보면
크게 차이가 없고 오히려
어떤 성분은 우유에 더 많이 함유되어 있는 것도 있는데,
그렇다면 모유와 우유의
영양학적 차이는 별로 없는 것일까요?

얼핏 보면 별로 차이가 없어 보이는 것이 사실입니다.

그러나 문제는 양이 아니라 영양의 질과 흡수 정도입니다. 아무리 많

이 들어 있어도 질이 나쁘고 흡수가 안 된다면 의미가 없는 것이겠지요.

예를 들면 칼슘과 인은 모유보다 우유에 훨씬 많이 들어 있으나 흡수율이 좋지 않고, 철분 역시 모유에 더 적게 들어 있지만 모유 속의 철분은 49%가 생체에서 이용되나 우유 속의 철분은 단 4%만이 생체에서 이용됩니다.

그리고 정작 아기에게 없어서는 안 될 중요한 영양소는 모유에만 있고 우유에 없는 것도 많습니다. 즉 모유 속에 들어 있는 단백성분 중 타우린이나 지방 성분 중 아라키도닉 산이나 DHA 등은 아기의 뇌와 망막 세포 발달에 굉장히 중요한 역할을 하는 영양소입니다. 그런데 이러한 성분이 우유 속엔 거의 들어 있지 않습니다.

그리고 무엇보다도 모유를 먹여야 하는 가장 중요한 이유는 모유 속에 있는 면역 글로불린 때문입니다. 이것은 아기에게 면역학적인 방패역할을 해주는 것으로써 우유 속에는 전혀 없습니다. 따라서 우유를 먹는 아기들이 소화기와 호흡기가 약하고 신생아 때부터 계속 병원을 찾는 일이 많은 이유가 이 때문입니다.

따라서 모유와 우유는 영양학적으로 비교할 수 없이 큰 차이가 난다고 볼 수 있겠습니다.

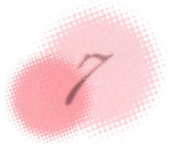

모유를 먹이면 아기가
잘 아프지 않는다는 말이 사실인지,
그렇다면 최소한 모유를 얼마 정도나 먹이면 좋을까요?

실제로 우유를 먹는 아기들이 모유를 먹는 아기들보다 아플 수 있는 확률이 약 3배 정도 더 높습니다.

우선 영양학적으로 모유가 우유보다 질에 있어서 우수하다는 것은 여러 가지로 증명이 되어 아기 건강상 좋은 것은 물론입니다. 특히 모유 속에 있는 림프구에서 주로 만들어지는 면역 글로불린은 아기를 여러 가지 질환에서 지켜주는 중요한 방패 역할을 해줍니다.

또한 우유는 그 자체가 소의 젖이므로 일종의 이종 단백질로써 알레르기를 일으킬 수 있는 알레르기원이 되어 나중에 알레르기 질환을 일으킬 수 있는 원인이 되어 버립니다.

최소한 모유를 생후 2주 정도까지라도 먹이면 초유를 먹일 수 있기 때문에 이러한 질병 예방에 많은 도움이 되며 생후 6주까지라도 먹이면 면역 체계가 아기에게서도 만들어져 알레르기 질환 예방에도 많은 도움이 됩니다.

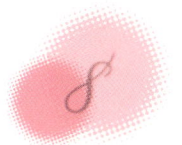

모유는 우유보다
더 소화가 잘 됩니까?

맞습니다. 모유의 입자는 우유 입자보다 훨씬 적고 자체 내에 단백 효소를 가지고 있기 때문에 소화가 훨씬 잘 됩니다.

따라서 모유를 먹는 아기들은 대변이 좋아서 변비나 설사가 적으며 기저귀에 피부가 물리는 경우도 더 적습니다.

또한 소화가 잘 되기 때문에 토하는 경우도 적고 토한 모유에서도 상한 냄새가 덜 납니다.

가끔 모유를 먹이는 엄마들이 설사를 한다고 걱정하는 경우가 있는데 정상적으로 생후 3~4일째부터 약 일주일째까지 생리적으로 대변이 물러지는 기간이 있으므로 이것은 병이 아니고 정상적인 생리 현상일 때가 더 많습니다.

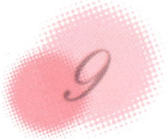

모유를 먹인 아기들은
우유를 먹인 아기들 보다
나중에 지능 발달이나 학습 능력도 더 우수합니까?

　　모유 속에 우유보다 2배나 많이 함유되어 있는 타우린이나 지방 성분 중에서 역시 모유에 훨씬 많이 들어 있는 DHA와 아라키돈산은 뇌막과 망막 세포 형성에 아주 중요한 역할을 한다고 알려져 있습니다. 따라서 모유를 먹이는 경우 뇌의 발달이 훨씬 좋을 것으로 생각하고 있습니다.

　　실제로 모유를 먹인 기간에 비례해서 학습 능력이 우수하다는 연구보고도 많고 특히 우유를 먹인 조산아와 모유를 먹인 조산아를 비교했을 때 생후 1~8세 때 지능 지수가 모유를 먹인 아기들이 훨씬 높았다는 발표도 있었습니다.

　　따라서 아직 확실한 기전은 알 수 없지만 영양학상 아기 뇌의 발달에 모유가 상당히 중요한 것으로 알려지고 있습니다.

　　또한 모유를 수유하면 우유 병을 빠는 것보다 훨씬 힘이 많이 들어가기 때문에 구강근육이 건강하게 형성되어 자라면서 언어 발달에도 좋습니다.

우유를 먹는 아기들은 비만이 생길 가능성이 더 많습니까?

아기들이 젖을 먹으려고 할 때는 우선 갈증을 해소하고, 그 다음엔 영양분을 보충하기 위해서입니다. 그런데 모유는 이러한 아기들의 욕구와 아주 잘 맞아떨어집니다. 즉 처음 나오는 젖은 물처럼 말갛고 점차 영양분이 많은 진한 젖으로 변합니다. 따라서 아기는 처음엔 갈증을 해소한 뒤에 젖을 먹기 때문에 양분이 많은 젖은 많이 먹지 않아도 충족감을 느끼며 스스로 그만 빨게 됩니다.

그러나 우유인 경우 농도가 똑같기 때문에 갈증을 해소하기 위해 물 대신 진한 우유를 많이 먹게 되므로 아기가 섭취하는 칼로리가 훨씬 더 많아질 가능성이 높습니다.

따라서 불필요하게 많은 양의 칼로리를 섭취한 결과 지방 세포 수가 많이 증식되어 버리는데 이 지방 세포는 한 번 형성되면 크기는 줄일 수 있어도 그 수효는 줄일 수 없는 것이므로 비만이 될 가능성이 훨씬 더 높다고 볼 수 있습니다.

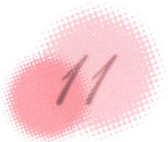

모유를 먹일 때의 자세가 우유를 먹일 때보다 어떤 점이 더 좋습니까?

1. 우선 아기와 엄마와의 거리가 우유 병을 들고 먹일 때보다 젖을 빨릴 때가 훨씬 더 가까워질 수밖에 없습니다.
더욱이 우유를 먹이는 경우 아기가 조금만 크면 혼자서 우유병을 들고 빨리게 하는 경우가 있으므로 엄마와 살이 맞닿는 기회가 훨씬 적어질 수밖에 없습니다.
엄마와의 거리가 멀어진다는 것은 그만큼 아기들에게는 스트레스를 주는 것이고 정서적으로 불안정할 수밖에 없는 것입니다.

2. 모유는 누워서 먹일 수도 있으므로 이 시간을 이용하여 엄마는 아기와 함께 쉴 수 있는 좋은 기회가 됩니다.

3. 모유를 먹일 때는 한쪽 팔로는 아기를 안더라도 다른 팔은 마음대로 쉴 수 있는 장점이 있어 간단히 전화기나 책 등을 집거나 할 수도 있습니다.

모유 수유를 성공시키기 위한
방법은 무엇입니까?

다음과 같은 방법으로 노력하면 좋은 결과를 얻을 수 있습니다.

1. 최소한 분만 한 달 전부터 유방 마사지를 해주고 젖이 안
   나오더라도 젖을 가끔씩 짜내 주면서 유방 관리를 해주어야
   합니다.

2. 산모들 스스로 모유 수유의 장점을 확실히 알아서 모유 수유를
   해야겠다는 의지가 강해야 합니다. 그래야 어려운 일에
   처하더라도 도중에 포기하지 않습니다.

3. 출산 후 30분 이내에 젖을 빨릴 수 있도록 도와주어야 합니다.

4. 분만 후에는 가능하면 꼭 모자 동실을 사용하고 모자 동실이
   안 되는 경우 모유 수유를 최소한 3~4시간만이라도 합니다.
   모자 동실을 사용하는 경우 시간 제한 없이 아기가 젖을 먹고
   싶어할 때마다(거의 2시간 간격) 자주 주고, 그리고 한 번 빨릴
   때마다 충분히 빨려야 젖이 잘 고이게 됩니다. 생후 몇 주
   동안에는 수유시간 후 4시간이 경과하면 아기를 깨워서 수유를
   해주어야 합니다. 물이나 우유 등은 가능하면 주지 않도록 합니다.

5. 생후 6개월까지는 의학적인 이유로 필요하지 않는 한 젖 이외에는 아무 것도 먹이지 않도록 합니다.(이유식이나 주스 등)
6. 수유모는 하루에 최소한 6시간 이상의 수면을 취해야 합니다.
7. 수분 섭취를 충분히 합니다. 하루에 8컵 이상의 물, 주스, 우유, 국물(특히 미역국) 등을 먹습니다.
8. 남편이나 가족들간의 불화나 정신적인 스트레스는 젖을 줄게 하므로 가족들의 배려가 필요하고 가사 일도 많은 도움을 받도록 합니다
9. 초콜릿, 과자 등 단 음식은 피하고 차, 커피, 청량음료 등 카페인이 많이 들어 있는 것도 너무 많이 먹지 않도록 합니다.

모유 수유를 위해 가장 중요한 것은 무엇입니까?

무엇보다도 중요한 것은 모유를 먹여야겠다는 엄마의 의지입니다. 모유의 장점을 엄마들이 스스로 인식하고 모유를 먹여야겠다는 결심을 다져야 합니다. 대개 출산 후 젖이 잘 나오지 않거나 혹은 젖이 너무 많이 고여 통증이 심해지면 쉽게 포기해 버리는 경우들이 많습니다. 그러나 출

산 후 불과 일 주일 내지 열흘만 잘 넘기면 모유 수유에 성공할 수가 있으므로 옆에서 누가 뭐라고 하든 모유 수유를 포기하지 않으려는 엄마의 결심이 가장 중요합니다.

그리고 모유 수유를 성공하기 위해서는 병원에서부터 모자 동실이 운영되고 있는 병원을 이용하는 것이 좋고 아기가 젖을 찾을 때마다 자주 젖을 빨리게 하는 것이 젖이 많이 나오게 하는 중요한 방법입니다. 또한 모유 수유를 위해서는 남편과 가족들의 도움이 중요하고 영양식과 충분한 휴식 역시 중요한 것이 되겠습니다.

그렇다면 모유는 언제까지 먹이는 것이 좋습니까?

최소한 이유식이 시작되는 6개월까지 전적으로 모유만 먹이면 가장 좋고 이유식이 시작되더라도 12개월까지는 이유식과 함께 혼합하여 먹이는 것이 가장 이상적입니다.

출산 후 6개월 이내에는 모유 한 가지만으로도 영양 공급이 충분하므로 주스나 다른 이유식 등을 아예 전혀 주지 않는 것이 좋습니다. 자칫하면 이러한 혼합식이 모유를 먹지 못하게 되어버리는 결과가 많기 때문입니다.

직장 여성들이나 산모의 건강 상태가 좋지 못한 경우라도 최소한 초유가 나오는 2주일까지는 먹이는 것이 좋습니다.

직장 여성인 경우 모유 수유는 어떻게 하는 것이 좋습니까?

직장에 다니면서 모유 수유를 한다는 것은 대단한 정성이 필요합니다. 그러나 모유를 먹여야겠다는 엄마의 단호한 의지가 있으면 가능한 일입니다.

출근 준비를 모두 끝낸 뒤에 젖을 충분히 빨리고 출근을 하며 퇴근 전 2~3시간 전부터는 아무 것도 먹이지 않고 기다리게 하고 낮 동안에는 저장된 엄마의 모유를 먹게 합니다.

직장에서는 점심시간과 휴식시간에 젖을 짜서 냉장이나 냉동해서 보관하였다가 퇴근 후 바로 먹이기도 하고 저장 우유로 쓰기도 합니다.

따라서 직장여성이 모유 수유를 할 때는 혼자의 노력만으로는 어렵고 가족들의 협력과 직장 동료들의 배려 등이 있어야 합니다.

모유를 먹이지 않으려고 젖을 안 나오게 하는
약을 먹었는데 다시 젖을 먹여도 될까요?

어떤 약제를 얼마 정도 썼는가에 따라서 결정됩니다. 대부분 유즙 분비 호르몬(푸로락틴)의 분비를 억제하는 약제라면 아무 상관없습니다. 젖 분비가 다소 늦어질 수 있지만 시간이 경과하면서 약 효과는 없어지게 되고 아기가 계속 빨게 되면 젖은 다시 불어납니다.

그러나 너무 오래 복용하여 젖이 완전히 말라버렸다면 다시 젖이 불어나지 않아서일 뿐 약 자체는 아기에게 전혀 해가 없습니다.

그러나 가끔 DES라는 약제를 사용한 경우에는 이 자체가 여러 가지 암을 유발하는 성질이 있으므로 모유를 먹여서는 안 됩니다.

따라서 무슨 약을 처방 받았나를 확인하여 주치의 선생님과 상의 결정하도록 합니다.

아기가 자주 보챌 때 노리개 젖꼭지를
사용하는 것은 좋지 않습니까?

유두 혼란(nipple confusion)으로 수유하는 데 방해가 되기 때문에 좋지 않습니다.

아기가 우유 병 꼭지를 빨 때와 엄마 젖꼭지를 빨 때는 빠는 기전이 서로 다릅니다. 즉 우유 병이나 노리개 젖꼭지를 빨 때는 입술과 잇몸을 이용하여 젖을 나오게 하고 혀로는 너무 많이 우유가 나오지 않도록 막는 역할을 해주는데, 모유를 먹을 때는 혀로 유륜을 눌러 주면서 주로 입 근육을 사용하여 젖을 빨게 됩니다.

따라서 생후 4~5주 이전에 이런 노리개를 사용해 버리면 우유를 먹을 때는 사래가 잘 들리고 모유를 먹을 때는 잘 나오지 않아 보채게 되는 유두 혼란이 오게 되어 자칫 모유 수유를 그르칠 수 있기 때문에 이러한 노리개 젖꼭지는 사용하더라도 모유 수유가 완전히 확립된 6개월 이후여야 합니다.

젖을 짜서 보관은
어떻게 하는 것이 좋습니까?

손이나 유축기로 젖을 짜서 60~120cc씩 냉동 보관해 두면 해동해서 먹일 때 편리합니다.

냉동하면 부피가 늘어나므로 용기의 3분의 2 정도만 넣어 보관하고 용기에 젖을 짠 날짜와 양을 기록해 두면 좋습니다.

저장하는 용기는 유리병, 폴리에틸렌 용기, 플라스틱 튜뷰, 폴리에틸렌 백, 폴리프로필렌 튜브 등 여러 가지가 있습니다. 냉동실에서 보관하면 모두 면역성분이 다소 파괴가 되긴 하고 용기별로 각기 장단점이 있지만 이 중에서는 폴리프로필렌 튜브가 가장 좋은 것으로 추천되고 있습니다.

냉장 보관을 4일 이상하면 지질의 변화가 일어날 수 있고 세균 감염도 염려되며 자칫하면 날짜를 넘길 수가 있으므로 2일 안에 먹이지 않을 경우 바로 냉동시키는 것이 좋습니다.

냉동된 젖은 먹일 때 어떻게 녹이는 것이 좋습니까?

흐르는 따뜻한 물 속에 4~5분 정도 두기도 하고 냉장실에 두어 녹이기도 합니다.

실온에서는 부주의하여 너무 오래 놓아둘 염려가 있기 때문에 좋지 않습니다.

전자레인지나 불에 데우면 항 감염인자가 파괴되고 자칫 아기가 먹다가 너무 뜨거워 구강 화상을 입을 수 있으므로 금하는 것이 좋습니다. 전자 레인지로는 아무리 저온으로 데워도 영양소 파괴가 심합니다.

냉동됐던 모유가 해동되면 지방이 위로 뜨게 되므로 잘 흔들어 지방이 고루 섞이게 하여 주고 먹고 남은 것은 버리는 것이 좋습니다.

초유가 아기의 건강에 좋다고 하는데
왜 그렇습니까?

초유란 분만 후 3~4일째부터 약 일 주일 정도까지 나오는 색깔이 아주 노란 엄마 젖입니다.

그런데 이 초유는 영양분의 덩어리로써 아기에게는 무엇하고도 바꿀 수 없이 소중한 것입니다. 단백질 함량이 보통 우유의 두 배 정도이며 또한 비타민 A와 E가 풍부합니다.

그리고 무엇보다도 중요한 것은 초유 속에는 면역 글로불린이라고 하는 항체가 들어있다는 것입니다. 막 태어난 아기는 외부의 세균이나 알레르기에 대해 아무런 저항력이 없는 무방비 상태라고 볼 수 있습니다. 그런데 초유 속의 이 성분이 아기를 건강하게 지켜줍니다.

초유의 또 다른 중요한 역할은 초유 자체가 효소 작용이 강하여 신생아의 장내에 있는 끈적거리는 점액 성분을 모두 청소해 주는 기능이 있습니다. 따라서 장내의 새까만 태변을 제거해 주고 소화 기능과 흡수 기능을 좋게 해줍니다.

따라서 초유를 먹지 못하는 경우엔 이 태변 내의 노란 색소성분 (bilirubin)이 흡수되어 신생아 황달이 오랫동안 심해질 수 있는 원인이 되기도 합니다.

　그러므로 이렇게 여러 가지 중요한 역할을 해주는 초유는 어떤 일이 있어도 꼭 먹여야 합니다. 직장 생활을 하는 여성들이라고 할지라도 이 기간 동안은 휴가 기간이므로 가능하면 꼭 먹이고, 분만 후 산모 건강 상태에 심각한 문제가 없다면 초유는 꼭 먹이는 것이 좋겠습니다.

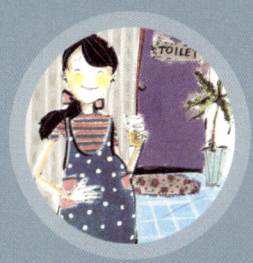

제12장

임신중
동반될 수 있는 질환들

습관성 유산(자궁경부 무력증)

자궁외 임신

근종

당뇨

유방암

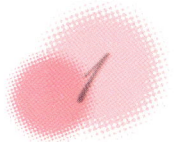

습관성 유산이란
어떤 경우입니까?

　임신 20주 이전에 3번 이상 계속 유산되어 버리는 경우를 말합니다. 그러나 요사이는 임신 주수에는 관계없이 무조건 3번 이상 실패하는 경우를 말하고, 일단 유산이 계속해서 2번 되면 앞으로 습관성 유산이 될 가능성이 있기 때문에 미리 원인을 찾아 치료를 시작하는 것이 좋습니다.

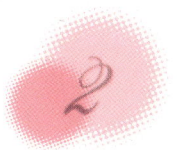

습관성 유산의
원인은 무엇일까요?

　여러 가지 원인이 있을 수 있습니다.
　먼저 유전적으로 부부의 염색체가 이상이 있는 경우(5%)나 아기가 착상하는 자궁의 구조에 문제가 있는 경우(10%), 혹은 호르몬이 부족한 경우(17%)나 균에 의한 감염(5%) 등을 생각할 수 있는데 가장 많은 원인은 면역학적 문제(약 60%)로 보고 있습니다.

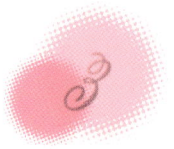

유전적으로 부부가 문제가 있는 경우란 어떤 경우입니까?

습관성 유산인 경우엔 부부의 혈액을 이용하여 염색체 검사를 해 보는 것이 좋습니다. 습관성 유산의 원인 중 약 5% 정도가 이 염색체 이상에 의한 경우이고 가장 흔한 이상은 균형전좌(balanced translocation)입니다. 즉 전체적인 숫자나 염색체의 구조에는 이상이 없는데 위치만 서로 바뀌어져 버린 경우입니다.

그런데 부부에게 이러한 이상이 있다고 하더라도 과거 정상적인 출산을 했을 수는 있습니다. 따라서 정상아를 출산한 경력이 있다고 하더라도 그 후로 계속 유산이 되는 경우엔 부부가 꼭 염색체 검사를 받아 보는 것이 좋습니다.

그리고 계속 유산이 되어 버리는 경우엔 유산물 자체의 염색체 검사도 기본적으로 하는 것이 좋습니다.

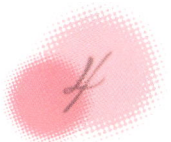

습관성 유산의 원인 중 면역학적 원인이란 무엇입니까?

면역학적 원인은 습관성 유산을 일으키는 가장 중요한 원인(60%)으로 설명되고 있는데 최근에는 그 동안 원인을 알 수 없었던 습관성 유산 대부분이 이 면역학적 원인에 의한 것으로 설명되고 있습니다.

크게 나누어 자가 항체(항인지질 항체나 항핵성 항체)에 의한 자가 면역성 요인과 조직성 합성항원(HLA) 개념으로 설명되는 동종 면역성 원인으로 설명하고 있습니다. 자가 면역 적으로 문제가 있어서 자가 항체가 증가되어 있으면 혈관 수축이나 혈소판 응집, 혈관내 혈전 등이 생겨 태아한테 가는 혈액 공급이 차단되면서 유산이 된다는 주장입니다.

동종 면역성 요인으로는 부부사이에 HLA가 비슷하여 서로 공유하고 있는 부분이 많은 경우엔 정상 임신인 경우 태아에 대한 거부 반응을 일으키지 않도록 하는 차단 항체(blocking antibody)가 형성되지 않아 태아를 유산하게 된다는 이론입니다.

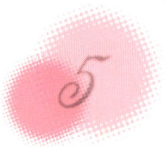

자궁 문이 약하면 아기가
그냥 빠져 버린다고 하는데
이것은 어떠한 경우이며 왜 일어납니까?

자궁경부 무력증(Incompetent Internal os of cervix)을 말합니다.

대개 임신 4개월 내지 6개월 때 거의 통증이 없음에도 불구하고 자궁 문이 힘없이 열리면서 아기가 빠져 나와 버리는 경우가 되겠습니다.

확실한 원인을 알 수 없는 경우가 많지만 과거 임신 중절 수술을 받은 적이 있는 경우 자궁 문에 손상을 입어 많이 다쳤다거나 또는 자궁경부에 질환이 있어서 원추 절개술이나 전기소작술 등을 받은 경력이 있는 경우가 많습니다. 또한 엄마가 임신 중 디에칠스틸베스트롤 같은 약물을 복용한 적이 있거나 아니면 확실한 원인은 모르지만 선천적으로 자궁경부 자체가 비정상적으로 약한 결과로 보고 있습니다.

따라서 자신이 임신하기 전에 위와 같은 경험이 있는 경우나 과거 임신 중반기에 자연 유산이나 조산한 적이 있는 경우엔 꼭 담당 선생님과 자궁경부 무력증 가능성에 대해 미리 상담을 하는 것이 좋겠습니다.

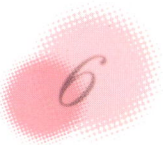

그렇다면 자궁경부 무력증 가능성을
미리 알아낼 수 있는
진단 방법은 무엇입니까?

첫째, 경부 무력증을 의심할 수 있는 가장 중요한 것은 과거 유산 경력
입니다. 특히 임신 중반기 즉, 임신 12주 이상 24주 사이에 자연 유산한 경
력이 있는 산모는 경부 무력증 가능성을 강하게 의심해 보고 임신 12주부
터 면밀한 관찰에 들어가야 합니다.

따라서 이것은 환자가 미리 담당 주치의에게 정확한 유산 경력을 소상
하게 이야기해 주어야 합니다.

둘째, 초음파를 이용하여 자궁 경부 길이를 외구에서부터 내구까지 측

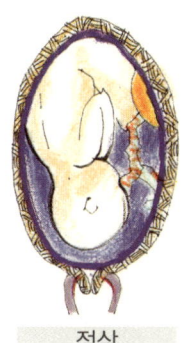 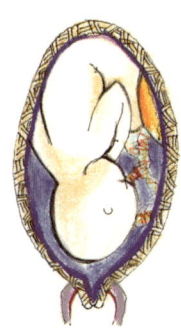 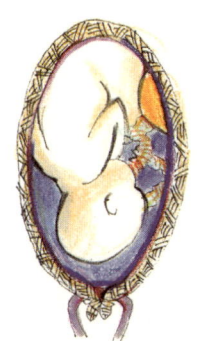

| 정상 | 자궁경관무력증 | 봉축수술 후 |

정하는 방법입니다. 대개 여성들은 임신 주수에 따라 약간의 변화는 있지만 자궁 경부 길이는 약 3~4cm 정도입니다. 그런데 만약 이 길이가 2.8cm 이하로 짧아졌거나 내구 쪽이 깔때기 모양으로 넓어지는 현상이 있으면 일단 경부 무력증을 의심해야 합니다. 상당히 유용하게 임신중 진단하는 데 도움이 됩니다.

셋째, 임신 전에는 자궁 엑스레이 촬영을 하여 경부 내구 쪽이 벌어져 있는지 보거나 풍선처럼 부풀린 카테타나 8번 이상의 헤가(Hegar dilater)가 아무런 저항감 없이 자궁 경부 내구 쪽(internal os)을 통과해 버리면 일단 경부 무력증을 의심하여 임신 중 치료를 미리 상의해야 자연 유산을 방지할 수 있습니다.

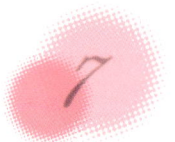

그렇다면 경부 무력증은 언제 어떻게 치료해야 합니까?

임신하기 전에 미리 하는 치료는 없고 일단 임신한 후에 수술 치료가 들어갑니다. 임신 초기 아기의 염색체 이상이나 기형 등으로 인한 유산 가능성을 모두 배제하기 위해 대부분 임신 14주에 대개 수술을 합니다. 그러나 과거에 임신 4~5개월 초에 유산한 적이 있는 경우는 이보다 약간 더 빨리 임신 12~13주 때 합니다.

임신 24주 이상이 되면 세균 감염 위험성이나 조기 양막 파수로 인한 조산이 될 수도 있으므로 대개는 이보다 빨리 수술하는 것이 좋습니다.

수술 방법은 힘없이 자궁 문이 열리는 것을 방지하기 위해 자궁 경부 내구 쪽을 특수한 실로 꿰매어 조여 주는 방식입니다. 수술 방법에 따라 Shirodkar 방법, Macdonald 방식 등이 있습니다.

수술을 하여 유산이나 조산을 방지할 수 있는 성공률은 약 85~90% 정도로 효과가 좋습니다. 가능하면 내구 쪽으로 가까이 까지 높이 올려 봉합을 해야 효과가 좋습니다. 따라서 수술하는 선생님의 경험과 숙련도 수술 성공에 중요한 인자가 됩니다. 그리고 수술 전후 약 일 주일 정도 충분한 휴식을 취해야 하고 부부 관계도 금해야 합니다.

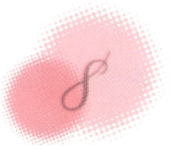

자궁외 임신이란 어떤 경우입니까?

대부분의 정상 임신은 자궁 안에서 이루어집니다. 그런데 약 100명 중 한 명, 즉 1% 정도에서 임신이 자궁이 아닌 다른 곳에서 일어납니다.

대부분(약 95%)의 자궁외 임신은 나팔관에서 일어나는데 자궁각(cornus)이나 난소 복강 안, 자궁 경부, 자궁 광인대에서도 일어납니다.

자궁외 임신은 늦게 진단이 되면 많은 복강내 출혈로 인하여 사망을 일으킬 수도 있는 응급상태가 되므로 조기 진단이 무엇보다도 중요합니다.

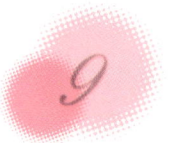

자궁외 임신은
어떤 경우에 잘 생길까요?

1. 과거 골반염을 앓았다거나 맹장염이 심하게 걸렸던 경우, 혹은
   자궁 내막증 등으로 나팔관 안이나 주위에 염증이 생긴 경우.
2. 나팔관 자체가 기형인 경우.
3. 과거에 나팔관 임신을 한 경력이 있는 경우.
4. 나팔관 복원 수술이나 불임 수술 등을 받은 경우.
5. 복강 안에 커다란 혹이 있어 나팔관이 눌린 경우.
6. 과거 유산 수술을 많이 받아 염증이 생긴 경우 등이 되겠습니다.

피임약을 먹거나 루프를 사용해도 자궁외 임신 확률이 높아집니까?

그렇습니다. 피임약이나(성교 직후 먹는 경우도 포함) 루프(황체 호르몬의 포함여부에 관계없이)를 사용한 경우엔 자궁외 임신 확률이 더 높은 것으로 되어 있습니다.

이는 혈중 에스트로겐이나 황체호르몬 농도 변화를 일으켜 나팔관 운동성이 저하되기 때문이거나 자궁내 착상을 방해하기 때문으로 보고 있습니다.

따라서 장기적으로 피임약을 복용한 경우에 최소한 2~3개월 정도는 쉬면서 자연 피임을 한 후에 임신을 하는 것이 좋고, 루프를 사용한 경우에도 임신 증상이 있으면 즉시 확인해야 합니다.

담배를 많이 피워도
자궁외 임신이 잘 됩니까?

특히 배란기 전후로 심한 흡연을 하면 나팔관의 운동성을 많이 떨어뜨립니다. 따라서 수정낭이 그대로 나팔관 안에 머무를 수 있게 되므로 자궁외 임신률이 높아질 수 있습니다.

따라서 가임기 부부들은 부부가 모두 심한 흡연은 하지 않는 것이 좋습니다. 특히 흡연은 정자 활동성에도 나쁜 영향을 줍니다.

과거에 한 번 자궁외 임신에 걸린 적이 있습니다.
자궁외 임신에 또 걸릴 확률이 많습니까?

한 번도 자궁외 임신에 걸린 적이 없는 사람보다 걸릴 수 있는 확률이 실제로 더 높습니다 (7~15%).

원래 나팔관 염증이 있던 사람에게 자궁외 임신이 아무래도 잘 나타나므로 그 다음에도 역시 가능성이 많아진다고 볼 수 있겠습니다.

따라서 과거에 자궁외 임신 경력이 있는 사람은 다음 임신 때는 임신 초기부터 면밀한 관찰을 하여 조기 진단을 받아야 합니다.

자궁외 임신을 하게 되면 무조건 수술을 해야 하고 나팔관을 떼야 하나요?

조기에 진단되는 경우엔 수술을 하지 않고 약물로만 치료가 잘 되는 경우도 많습니다.

즉 복강내 출혈이 많지 않고 자궁외 임신 주수가 오래 되지 않은 경우에 MTX란 약제를 간장 보호제와 함께 주사로 쓰기도 합니다. 이때는 임신 호르몬 검사를 계속 하면서 예후를 관찰해야 하는데 호르몬 농도가 잘 떨어지면 치료가 잘 되는 것으로 판정합니다.

그리고 수술을 했다고 하더라도 무조건 나팔관을 모두 제거하지는 않고 아직 아기가 없는 경우나 나팔관 손상이 심하지 않은 경우엔 착상된 배아와 태반만을 제거하고 나팔관을 그대로 보존하는 경우도 많습니다.

자궁외 임신은 복강 출혈이 아주 심하여 응급상황이 아닌 경우엔 거의 복강 내시경 수술을 하므로 개복을 하지 않아 회복도 빠르고 수술 후 염증이나 유착 가능성도 훨씬 줄며 복부에 상처가 거의 없기 때문에 수술을 너무 걱정할 필요는 없습니다.

자궁 안에 정상적으로 임신이 되어 있는데도 자궁외 임신이 동시에 될 수도 있습니까?

그렇습니다. 이형성 자궁외 임신(heterotypic)이라고 하여 정상적으로 자궁 안에 임신이 되어 있는데도 동시에 자궁외 임신이 된 경우가 있습니다.

과거엔 3만명 중 한 명 정도로 아주 드물게 나타났는데 최근에는 7천명 중 한 명 꼴로 그 가능성이 많아졌고 배란 촉진제를 사용한 경우엔 9백 명 중 한 명 꼴로 훨씬 더 빈도가 높습니다.

따라서 정상 임신이 되었다고 하더라도 출혈이 계속되는 경우 유산기로만 생각하지 말고 이형성 자궁외 임신 가능성도 생각해야 하며 유산 수술을 했는데도 계속해서 임신 호르몬 농도가 떨어지지 않을 때 등도 역시 이 가능성을 생각하여 환자에게 미리 주의를 주어야 하겠습니다.

어떤 경우에
자궁외 임신을 의심해야 합니까?

혈액으로 임신을 나타내는 융모성 성선 자극 호르몬(HCG)의 양을 체크하여 이 농도가 1000~2000IU/ml인데도 질식 초음파로 전혀 자궁 안에서 아기집이 보이지 않으면 일단 자궁외 임신을 의심해야 합니다.

이때 출혈이 계속 있거나 하복부 통증 등을 나타내는 경우가 많습니다.

과거 임신 중절 수술을 한 적이 있는
경우 자궁외 임신 가능성이 많아집니까?

한 번 수술을 받고 큰 문제없이 치료가 잘 되었다면 괜찮지만 두 번 이상 횟수가 증가하는 경우에는 나팔관 염증을 일으킬 가능성이 많기 때문에 자궁외 임신일 확률이 증가합니다.

　따라서 미혼 여성이나 출산을 하지 않은 여성들의 경우 임신 계획이 없다면 가능하면 피임을 철저히 해야겠습니다. 유산 수술 후 자궁외 임신이 되고 나면 그 후에 불임으로 고생하는 경우가 많아지기 때문입니다.

자궁 근종에 대하여

① 자궁 근종이 있는 경우 수술하지 않고 바로 임신을 해도 됩니까?

　근종의 크기와 근종이 자궁의 어느 부위에 있느냐에 따라 조건이 상당히 달라집니다.

　따라서 무조건 수술을 해야 할 필요는 없습니다.

　예를 들면 근종의 크기가 상당히 커도 자궁의 겉 표면에 위치하는 경우(장막하 근종)는 임신 자체에 큰 영향을 주지 않습니다.

　그러나 대개 자궁 내막 안으로 튀어나왔거나(점막하 근종) 근육층 내에 자리 잡은 것으로(벽내 근종) 3cm 이상으로 큰 경우 아기가 착상하는 자궁 내막을 압박할 수 있어 임신에 나쁜 영향을 줄 수 있으므로 대개 임신 전 수술하는 것이 좋습니다.

② 만약 자궁 근종이 내막 가까이 있는 경우라면 임신에 어떻게 나쁜 영향을 줍니까?

태반이 근종 가까이 혹은 바로 위로 착상된 경우 유산이나 태반 조기 박리, 조산 등을 초래하기 쉽게 출산 후에 출혈이 많을 수 있습니다.

③ 근종은 임신중 아기가 커짐에 따라 함께 커집니까?

근종을 가진 경우 약 50%에서 크기가 커집니다.

대개의 경우 오히려 아주 크기가 큰 경우(6cm 이상)는 별로 커지지 않고 그 이하인 경우에서(2~6cm인 경우) 커지는 경향이 많습니다.

④ 근종은 임신중 주로 어느 때 커집니까?

근종은 호르몬 영향과 성장 인자의 영향으로 주로 커지게 되는데 임신 초반기인 3~4개월까지 주로 에스트로겐이나 푸로게스트론 호르몬 자극의 증가로 인해 크기가 커집니다. 그러나 오히려 임신 중반기나 후반기 때는 호르몬 수용체의 하향 조절(dawn regulation)에 의해 근종 크기가 줄어들거나 그대로 있거나 하는 수가 많습니다.

⑤ 임신중 근종을 수술해도 됩니까?

자궁 표면에 최대한 작은 면적을 차지하고 있어 간단히 뗄 수 있는 것 (subserous type with pedicle)을 제외하고는 손을 대지 않는 것이 좋습니다. 때로 출혈이 심하여 잘못하면 유산은 물론이고 자궁 절제술까지 할 수 있기 때문입니다. 제왕절개 분만시에도 역시 근종이 깊고 크기가 큰 경우엔 떼지 않는 것이 좋습니다.

분만 후 2~3개월 지나면 자궁 크기나 근종 크기가 많이 줄어들게 되는데 근종 수술은 그때 하는 것이 좋습니다.

임신중 당뇨에 대하여

① 평소에 당뇨가 있는데 건강한 임신과 출산이 가능할까요?

최소한 임신하기 3개월 전부터는 집중적으로 컨트롤해서 혈중 당 농도를 정상적으로 유지해야 합니다. 그러나 이것은 말처럼 쉽지 않고 아마 입원 치료도 여러 차례 해야 할 정도로 노력을 많이 요합니다. 그러나 어떻게 해서라도 정상적으로 컨트롤한 후에 임신을 해야 산모와 태아에게 줄 수 있는 여러 가지 위험인자를 최대한 피할 수 있습니다. 당뇨를 오래 앓을수록, 또 방치해 버리는 기간이 길수록 임신 예후는 그만큼 더 좋지 않습니다.

② 왜 임신 중에 당뇨 검사를 모두 해야 합니까? 평소에 전혀 당뇨가 없었는데 임신 중에 당뇨가 생길 수도 있습니까?

임신 중엔 당 대사의 변화로 산모들이 당뇨가 잘 발생할 수 있는 환경에 처하게 됩니다. 또한 당뇨가 있을 때 산모와 아기에게 심각하게 나쁜 결과를 줄 수 있는 환경이 되므로 모든 산모를 검사하게 되는 것입니다. 평소엔 전혀 당뇨가 없었는데도 불구하고 임신중 당뇨가 발생한 경우를 '임신성 당뇨' 라고 합니다. 임신중 당뇨로 판명된 경우 90%가 임신성 당뇨이고 나머지 10%가 평소에 당뇨를 가지고 있는 경우입니다.

③ 그렇다면 임신성 당뇨는 어떻게 진단합니까?

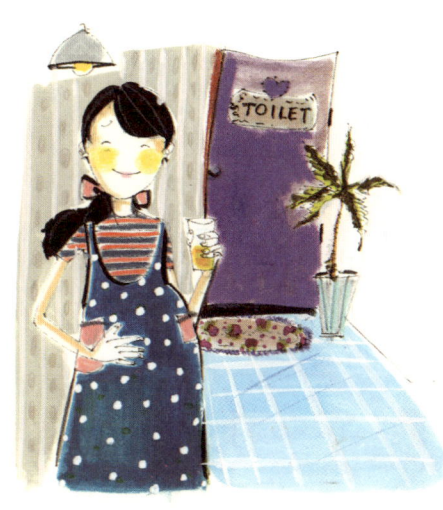

임신 24주부터 28주 사이에 식사 유무와 관계없이 설탕물 50mg을 마신 후 30분 후에 혈당을 체크하여 140mg/ml 이상 체크되면 당뇨 가능성이 있는 것으로 판명하고 그 다음 날 공복하여 3시간이 소요된 후 정밀 당부하검사를 시행합니다.

검사 결과 기준을 130mg/ml로 잡는 경우 당뇨 체크 가능성의 예민도가 훨씬 높아 거의 100%까지 당뇨를 미리 체크할 수 있습니다.

④ 과거에 임신성 당뇨를 앓은 경력이 있는 경우에는 언제 검사를 하는 것이 좋습니까?

임신 24~28주까지 기다리지 말고 임신 초기에 바로 시행하는 것이 좋고, 만약 정상으로 나왔다고 해도 24~28주 때 다시 하는 것이 좋습니다.

⑤ 임신성 당뇨인 경우 출산이 끝나도 당뇨가 계속됩니까?

대부분 정상으로 돌아오지만 약 50%에서 향후 20년 내에 당뇨가 될 가능성이 있습니다. 따라서 임신성 당뇨로 판명된 경우 출산 후에도 당뇨 체크를 수시로 하면서 관리를 하는 것이 좋습니다.

또한 자녀들에서 비만이나 당뇨가 발생할 확률이 더 높습니다.

⑥ '임신성 당뇨'와 임신 전부터 당뇨를 가지고 있는 경우는 어떻게 구별합니까?

임신 전부터 당뇨가 있는데도 전혀 모르고 임신한 경우도 있습니다. 이런 경우 우연히 임신 초기에 혈액 검사나 소변 검사로 발견되는 수가 있습니다. 따라서 임신 초기에 당뇨가 발견된 경우는 모두 임신과 관계없이 평소에 당뇨가 있던 경우이고 임신성 당뇨는 거의 임신 후반기(임신 24주 이상)에 체크되는 경우입니다.

⑦ 임신성 당뇨와 평상시 당뇨(overt diabetes)를 가진 경우는 태아에 대한 영향에 차이가 많습니까?

두 가지 타입 모두 자궁 안에서 이유 없이 태아가 사망하는 확률은 비슷합니다. 그러나

태아기형이 생길 수 있는 확률은 임신성 당뇨에서는 평상시부터 당뇨를 가지고 있는 경우보다 훨씬 적습니다.

⑧ 임신성 당뇨가 있다고 판정된 경우 치료는 어떻게 합니까?

혈당 농도가 중요합니다. 공복시 혈당이 105mg/ml 이하이고 당 부하 후 2시간 후 수치가 120mg/ml 이하인 경우는 식사 조절만으로도 치료가

되지만 그 이상이 되면 인슐린으로 치료합니다.

⑨ **당뇨가 있는 경우 아기가 자궁 안에서 사망하는 수가 있다는데 왜 그렇습니까?**

당뇨가 있는 산모에서 가장 염두에 두어야 할 문제 중 하나가 이 자궁 내 태아 사망입니다. 더욱이 당뇨가 있는 경우 아기 발육은 오히려 다른 아기들보다 더 좋고 태아건강 상태를 체크하기 위한 여러 가지 검사를 해도 미리 알아낼 수 없는 경우가 많기 때문에 담당 의사나 부모 모두 긴장하지 않을 수 없습니다.

당뇨가 있는 산모의 약 1백 명 중 1명 즉, 1%에서 초래되는데 대개 임신 35주 전후로 이런 일이 생깁니다.

⑩ **태아사망을 미리 방지하기 위해서 할 수 있는 최선의 방법은 없습니까?**

아기가 자궁 내에서 사망할 때는 대개는 원인 인자가 있습니다. 예를 들면 즉 태반에 혈액 순환이 잘 안 된다거나 태반이 조기 박리 되었다거나, 혹은 아기 성장에 문제가 있다거나 양수 과소증이 있는 경우들입니다. 그러나 당뇨가 있는 산모에서 태아 사망은 이러한 특별한 원인을 찾을 수 없이 어느 날 갑자기 일어날 수 있습니다.

따라서 태아사망을 피하는 최선의 방법으로 자주 아기 건강 상태를 살피면서 35주 직전에 분만을 미리 하는 경우가 많습니다. 그러므로 아기가 충분히 성숙되지 않은 미숙아로 분만하는 경우가 많습니다.

⑪ **산모가 당뇨가 있는 경우 아기에게 올 수 있는 문제는 주로 어떤 것이 있습니까?**

유산 및 조산 가능성이 높고 태아기형, 선천성 당뇨 대사 이상 등의 이상 소견이 너무 많고 태아 사망 등 여러 가지 위험도가 높아지므로 임신 전에 미리 당뇨가 있는 경우 철저히 조절한 후에 임신을 해야 하며 임신 중 발생하는 임신성 당뇨도 절대 소홀히 하면 안 됩니다.

유방암, 임신 중에도 방심하지 말자

① 현재 우리 나라 여성들의 유방암 발병률은 어느 정도입니까?

현재 우리 나라 여성들에서 암으로 인한 사망률이 가장 높은 것은 자궁암이고 그 뒤를 이어 위암, 그리고 세 번째가 유방암입니다.

그러나 미국의 경우엔 현재 가장 많은 여성암으로 인한 사망원인이 유방암입니다.

우리와 비슷한 인종인 일본의 경우 1975년도엔 자궁암이 유방암보다 2배나 높았는데 1985년도엔 거의 동수로 되었다가 1995년도엔 유방암이 자궁암의 2배 정도나 높아졌습니다. 따라서 우리 나라에서도 점점 증가 추세를 보이고 있는 유방암을 절대로 소홀히 해서는 안 되고 임신 중에도 절대로 방심해서는 안 됩니다.

② 임신 중에 유방암의 발생률이 더 줄어들지 않습니까?

잘못된 생각입니다. 임신중이라고 하여 유방암의 발생률이 줄어든다는 아무런 이유가 없습니다. 오히려 임신중 막대한 호르몬이 분비되는 상태에서는 유방이 많은 자극을 받는 환경에 노출된다고 볼 수 있습니다. 그렇다고 임신 중에 유방암의 빈도가 더 증가한다는 보고는 없고 확률은 똑같습니다. 따라서 임신 초기 자궁암은 거의 기본적으로 하고 있으면서 유방암은 거의 소홀히 하고 있는 것은 잘못된 것입니다.

③ 임신 중에 유방암을 진단 받은 경우 아기를 유산시킨다면 유방암은 예후가 더 좋아집니까?

전혀 그렇지 않습니다. 유산을 시킨다고 할지라도 유방암 예후는 똑같습니다. 유방암 예후는 현재 유방암이 어느 정도까지 진전되었느냐 하는 데 달려 있습니다.

④ 과거 임신이나 출산 경력이 있다면 유방암 예후에는 더 좋습니까?

많은 분들이 그렇게 생각하기 쉬운데 아이러니컬하게도 그렇지 않습니다.

유방암 발생률은 출산을 하지 않은 여성에서 더 많고 과거에 임신 출산을 많이 한 여성일수록 유방암에 걸릴 확률은 적습니다.

그런데 일단 유방암이 발생한 경우엔 과거에 임신 출산한 경력이 있거나 또 출산 경력이 많을수록 유방암 예후는 훨씬 나빠집니다. 이것은 의학적으로 해명하기 어려운 역설적인 것이지만 이러한 결과를 증명하는 상당한 연구 논문들이 있습니다.

⑤ 임신 중에 유방암 검사는 어떻게 하는 것이 좋을까요?

가장 기본적인 촉진과 유방 초음파 검사, 유방 엑스레이 검사를 합니다.

⑥ 유방암 엑스레이는 임신중 태아에게 해롭지 않습니까?

유방 엑스레이 촬영 시 나오는 방사선은 무시해도 좋을 만큼 미량이고 또 임신중엔 배를 가리고 찍기 때문에 전혀 신경을 쓰지 않아도 됩니다. 그러나 그래도 만약 부담스럽다면 유방 초음파만 해도 좋겠습니다. 촉진을 통한 자가진단도 신경을 써서 하면 좋겠지요.

⑦ 임신중 유방암 진단이 흔히 늦어지는 것이 가장 큰 문제라고 하는데 원인이 무엇입니까?

우선 임신중 분비되는 호르몬 변화로 인해 유방이 커지기 때문에 유방에 종양이 있는지 쉽게 알아내는 것이 어렵습니다. 특히 수유기 때는 더욱 어렵게 되지요.

따라서 비임신 시 유방암이 진전되어 겨드랑이 아래 임파선까지 퍼져 있는 경우가 40~50% 정도인데 임신 중엔 75% 정도까지 많게 되어 예후가 나쁜 경우가 많습니다.

⑧ 만약 임신중 유방암이 진단되었다면 치료는 출산 후까지 미루어야 합니까?

수술 치료는 임신과 관계없이 즉시 들어가야 합니다. 수술 자체로 인한 유산률은 거의 없습니다. 그러나 방사선 치료는 임신 중에는 해서는 안 됩니다.